Placebo Effect

予測脳

最新科学が教える期待効果の力

カリン・イエンセン

中村冬美 訳

HOPPETS ANATOMI
OM FÖRVÄNTANSEFFEKTER OCH PLACEBO

日経BP

目次

3 スポーツ、トレーニング、期待 66

4 手術成功への期待　91

5

身体を変えてしまう期待　115

6

心理メカニズムと学習　145

7 生き残るために脳は働く 167

10 未来に向けて

＊本文中の〔　〕は訳注です。

1 イントロダクション

私の叔父は、安酒を使ったいたずらに引っかかったことがあり、わが家ではそれが語り草になっている。叔父は上質なウイスキーが大好きだ。そして私の父の家族には、いたずら好きの人がいた。彼らは安物のウイスキーを高級ウイスキーの空き瓶に詰めた。瓶のラベルには、職人が丹精込めてつくった18年物と書かれていた。

叔父が一口味わいどう反応するか、彼らは食い入るように見守った。中身が入れ替わっているのに気づくだろうか？　叔父は安物のウイスキーをまるで本物の最高級ウイスキーのようにうまそうに味わったという。

ウイスキー通の叔父がこんなペテンに引っかかったと、父の家族はこの話が出るたびに、笑い転げた。ここまで完全にだまされて、最低の安酒を最高級の酒だと思い込むなんて、彼はウイスキーの味をどこまで分かっていたのだろうか。

けれども叔父と同じようにだまされる人はほかにも大勢いる。似たような話は山のようにあるし、バリエーションもさまざまだ。高アルコールのビールを飲んで酔っぱらったら中身はノンアルコール飲料だったと後で知ったとか、ベッドメーカーがあるベッドの値段をかなり上げてより素晴らしい製品になったと宣伝したところ、顧客の満足度も上がったという話もある。

安物のウイスキーをうまいと思ったり、ノンアルコールのビールで酔っぱらったり、値段だけ高い低品質のベッドで気持ちよく眠ったりなど、人の感覚を狂わす不思議な力の正体は何なのか、深く分析されたことはこれまでほとんどない。

その正体は多くの場合、願望と期待によるものだ。私たちは目の前にあるものが自分の思う通りの味、匂い、寝心地であると予測し、期待を膨らませる。そして、実際にその通りの味、匂い、寝心地だと感じてしまう。

本書ではこのような自己成就的予言［ある期待や予言が根拠のないものであっても、それに基づいて人が行動することなどで予言が達成される現象］についての興味深い研究と、脳が意識的、無意識的に私たちの身体感覚に対してさまざまな影響を及ぼしていることを伝えたいと思う。それは一般に期待効果と呼ばれ、医学的には「プラセボ」あるいは「プラセボ効果」として知られている。安物のウイスキーをおいしく飲める以外にも、特に効き目のある成分が入っていない薬で吐き気が治まったり、華やかなガラス容器に入った高価なシワ改善化粧品で肌が若返り滑らかになったように実感したりするのも期待効果だ。

例えば、新しい健康食品やダイエット法の効果が、ある程度「期待」によるものではないかと考える人は少なくない。何に対価を支払っているのか、その商品に効果があるのかどうかを私たちは消費者として、当然知りたいと思っている。何よりも興味があるのは、高価なサプリメントやスキンクリーム、健康ジュースなど健康増進をうたう製品だ。

健康や美、そして成功のために購入する製品に対しては、効果への期待が高まる。そうした製品が結果を出してくれることを願い、信じたい。免疫力を高めるとメーカーが主張するジュースを選ぶのは気分がいい。値段が高いのは、効能のある特別な成分が含まれているからではないだろうか、高いお金を払っただけの効果が得られるのではないかと思う。

スウェーデン・テレビ［通称SVT。スウェーデンの公共放送］が、拡大する高級スキンケア製品の市場について調査したシリーズ番組があった。実験用の容器に詰めた有名な高級スキンクリームを被験者たちに使ってもらい、その後、専門家が肌の状態を客観的に測定して効果を分析した。その結果に誰もが驚いた。一番安いスキンクリームと最も高い製品の効果が同等だったのである。

それは、スキンケア製品を日々使う消費者にとって、重要なガイドとなる娯楽番組だった。とはいえこの類いのテストは、大きな問題の表面だけを取り上げたにすぎない。その問題とは、希望や期待によって、自分の身体の認識や反応がどのように形成されていくかである。プラセボ効果はどのように発生するか、期待値は自分の認識をどこまで左右するか、もっと深掘りする必要がある。

この事例から得られるのは、消費者をだますことへの批判や笑い話以上に重要な何かだ。一見効果のない薬で病気が治った話や、奇跡のような治療法に興味を抱くのは、気づいていながら実際には説明できない身体の不思議な仕組みについての扉を開くことでもある。私たちは、売り込みやブランド広告によって他人が商品を買うときには期待効果の影響を受けていると考えるが、自分が当事者の場合には必ずしもそうは思わない。

私は時々、自分の人生が誰かのプラセボ研究の実験台にされていて、私のスキンクリームや薬が効果のないプラセボ製品に密かに置き換えられている、という思考実験をする。私は違いに気づくだろうか。自分の頭痛薬は砂糖を固めた偽薬だと見破れるか。

それでも頭痛は治ってしまうのではないか。自分が毎朝飲んでいるマルチビタミンの錠剤が偽薬に取り替えられていたら、それに気づくか。高価なフェイスクリームから誰かが有効成分を抜き取っていたら、違いを感じるか。期待効果と身体反応の仕組みを長年研究した私の答えは「いいえ」だ。きっと、少しも気づかない。少なくとも何かおかしいと思うまでには時間がかかるだろう。

それでは私を使って何カ月もプラセボ実験をしていた人が、実験結果を私に教えてくれたと想定してみよう。私はきっと、ニセの錠剤が頭痛に効いたとか、有効成分の入っていない安いスキンクリームには高価な製品と同じ効果があったという事実を目の当たりにするだろう。そこで得られた答えに、私はどのように反応するのだろうか？　私の生活習慣はそれによって変わるか？　朝のコーヒータイムにビタミン錠剤を取るのをやめ、高価なフェイスクリームはもう買わないと思うだろうか。「もちろん、変えるに決まっている。私は合理的な人間だから」と最初は思ったけれども、実際には、きっと同じ製品を使いながらいつも通りの生活を送るだろう。思うに私たちは、健康食品を買ったり薬を飲んだりするとき、ある程度自分をだましているのではないだろうか。疲労回復をうたうサプリメントは、広告で効果が誇張されていて実際にはほとんど効かないと分かっていても、私はその製品を購入し、飲むことがある。プラセボ効果の研究から得た経験によれば、人間の選択は自分が思っているほど合理的ではなく、自分が何を信じるかに左右される。

こうした状況からは、人間の複雑な脳について、深い洞察が得られる。自分の感覚をどこまで信じられるか？　身体の感覚や反応はどの程度、期待によって形づくられているのか？　本書では、プラセボの医学的研究だけでなく、日常生活における期待効果についての研究をもとに、これらの疑問に答えていこうと思う。

私が期待効果に興味を持つようになったのは、痛みを感じている人の脳で何が起きているのか研究しているときだった。実験室で被験者にまったく同じ強さの痛み刺激を与えても、その感じ方が変わりやすいことを知った。感じ方に影響を与えるのは、針で皮膚を刺激するときの強さや鋭さ、熱さだけではない。痛みは他の要因にも影響される。例えば、「少しの間だけ痛い」か「長時間痛い」と思うかで痛みの感じ方は変わるし、脳の働き方も異なる。

痛みの感じ方にこのような違いがあることに、明確な実験結果を得たかった私はもどかしさを覚えた。しかし、実験の細かな部分が人の痛みの感じ方に影響を与えていることに気づき、まもなくそのもどかしさは、期待などの思考プロセスが身体感覚にどんな影響を与えるかという強い興味に変わっていった。プラセボ効果は、痛みの感覚に脳や思考が果たす役割を研究するうえで、うってつけのテーマだった。

針で肌をつつかれたとき、刺激の強さはまったく同じでも、ある状況ではあまり痛くないのに、別の状況では大変な痛みを感じる。現在進めている私の研究の一つは、そのメカニズムを理解することだ。

重い病気や激しい痛みを抱えた経験のある人は、「やがて治る」という希望がどれほど大きな力になるかを知っている。「治る」という希望は、理屈を超えたところで私たちの身体に作用する。本書では、希望や期待が実際に私たちの身体にどんな影響を与え、プラセボ効果につながるのかをさまざまな角度から見ていこうと思う。また、アスリートが高いパフォーマンスを発揮するために行うゲン担ぎの儀式を通じて、期待が本人にどんな影響を与えるのかも取り上げる。

さらに、最近では「オープン・プラセボ」「正直なプラセボ」と呼ばれる方法が、医療現場で治療に使われるようになりつつあることにも触れる。この方法では、ある薬が偽薬であることを明らかにして患者に服用してもらう。偽薬にもかかわらず期待効果が引き起こされ、良い結果が生まれる。これまでは、薬がニセと分かってしまったら効き目がないと言われていたが、正反対のことが起きている。

私が研究者になり立てのころ、スウェーデン・ストックホルムにあるカロリンスカ研究所での最初の仕事は、慢性痛の患者に新薬をテストすることだった。患者の体調を定期的にモニタリングし、痛みの感覚や身体機能を何百回も測定した。その新薬は以前に海外で治験［新薬開発のための治療を兼ねた試験］が実施され、少なくとも一部の患者には良い結果が出ていた。

そこで、この薬が痛みをどの程度軽減できるのかを正確に調べることが実験の目的だった。3カ月の投与で大部分の患者は症状が改善したが、予想通り、まったく改善しない患者もいた。当然の結果だった。というのも、この研究では、患者の半数に本物の薬を、残りにはプラセボ錠剤を与えていたからだ。

しかし、実験の終了後、誰が本物の治療薬を服用し、誰がプラセボを飲んだのかを知ったときには本当に驚いた。患者の何人かがプラセボ薬を飲んで良くなっていたからだ。さらに、研究開始時に私たちは新薬の副作用について被験者に説明したが、プラセボ群の中に、説明と同じ症状を訴える人が少なくなかった。

この研究の被験者となった患者は皆、冷静な判断力を持った知的な人たちだった。プラセボ薬がこうした変化を起こし、被験者たちにプラスとマイナスの両方の影響を与えたのはどうしてか。慢性疾患のある人に、なぜ偽薬が効いたのか。長年痛みに苦しんでいる患者の多くは、さまざまな治療を試みたが痛みが大きく緩和されることがなかった人たちだ。

長引く痛みは、不快感だけでなく大きな精神的負担になる。慢性痛がどういうものか知らない人は、腰痛や歯の痛みを思い出し、それが毎日、何カ月も続き、しかも身体の数カ所で同時に起きている状態を想像してほしい。痛みが不眠症や集中力の低下を引き起こすことも少なくない。たとえ効果がわずかでも、プラセボによって長引く痛みが緩和できたら試す価値はある。その考え方は新鮮で魅力的だった。

治療における期待の役割を研究するようになってから20年近くになるが、期待効果は医療の現場だけではなく、あらゆるところにあると思うようになった。実は、私たちのほとんどが思いもよらないところで期待効果を経験している。そして、本物の治療効果とプラセボ効果を安易に区別していることが、プラセボ効果に対する誤解を生み、結果的に健康になる大切な機会を逃すことにつながっている。プラセボ効果は薬だけでなく、外科手術でも力を発揮する。

ここではっきりさせておきたいことがある。本書の目的は、健康産業のごまかしや不正を暴くことではなく、私たち全員に絶えず影響を与えている期待効果とは何かを明らかにすることだ。私たちの脳は、まるで占い師のように、常に未来を予測するように働いている。だからこそ、希望や期待が身体のさまざまな機能に影響を及ぼす。

本書はいくつかの代替治療の話題にも触れているが、その是非についてページを割くつもりはない。ホメオパシー［レメディー（治療薬）と呼ばれる「ある種の水」を含ませた砂糖玉がすべての病気を治療できると称するもの］や足裏療法のような代替治療には科学的根拠がなく、現代の西洋医学や医療の範囲外にある。

ただし、医療機関による治療と代替医療の違いを知っておくことは大事だ。特に健康に不安があり治療を必要としている人は、情報として知っておいたほうがいいだろう。ホメオパシーの広告でうたっていることとは違って、慢性痛に対するホメオパシー治療はプラセボ以上の効果はないという強力な科学的証拠がある。だからといって、代替治療だけがプラセボと同列だと考えるべきではない。あらゆる治療に目を向け、期待効果でどの程度説明できるのかを検証することが重要だ。

心理学の研究で、白か黒のTシャツを着てバスケットボールをする若者のビデオを使った有名な実験がある。被験者にはあらかじめ、白いTシャツを着た人たちがボールをパスし合う回数を数えるように指示している。被験者はパスの回数を数えることに集中しているため、映像の中に一瞬、ゴリラの着ぐるみを着た人がコートの中央に現れて胸を叩き、去っていくのを見逃してしまう。正常な視力の大人が、そんな奇妙な光景を見逃すなんてあり得ないと思うかもしれない。けれども、私も最初にこの映像を見たときにはゴリラに気づかなかった。このように視野の中に明らかに注意を惹くものが入っていても見落としてしまう現象を「被注意性盲目」というう。それはどうして引き起こされ、ゴリラは見えずにゲームだけが目に入るのだろうか。

実際には「ゴリラを見逃す」場面は、視覚にとどまらず色々な例がある。人は期待していることを知覚し、期待していないことを知覚しないようにプログラムされており、それはすべての感覚に当てはまる。

私は米ボストンのハーバード・メディカルスクールで研究者として何年か働いた。そのとき、期待が指の感覚にどんな影響を及ぼすかを調べる同僚の実験に参加した。私は表面に溝がついたボードの上に指を置き、その上方にあるコンピューターのモニターに意識を集中させるように指示された。

すると、指の下のボードが前後に素早く動き出し、モニター上では複数の細い線でできた模様が左右に動いた。同僚のキャサリン・カー（神経科学者・瞑想学研究者）は、ボードがどの方向に動いているかと質問してきた。私はためらうことなく、左右に動いていると答えた。再びモニターを見るように指示され目を移すと、今度は線の模様が上下に動いている。彼女が同じ質問をしたので、ボードは前後に動いていると私は答えた。

後から教えてもらったのだが、実際にはボードは前後と左右に均等かつランダムに動いていた。ボードが一定方向で動くように感じられたのは、目で見たものが手の感覚に反映されたからだ。

「百聞は一見にしかず」のことわざ通り、日常生活では見たものと感じたものはたいてい一致している。だからこそ脳は、「ボードは画面上の線と同じ方向に動く」と予測する。この実験によって、基本的な知覚でさえ、脳が瞬時に予測した情報によって形づくられていることを、私はあらためて確認した。

こうした特性は、あまり重要でないものは知覚から除外し、重要な事柄に集中できる能力を獲得するために発達したもので、人類が生き残るため絶対に必要だった。しかし、ゴリラや指の触感の実験結果は、こうした能力は予期しない物事は見逃しやすいという代償を伴うことを示している。このことは進化によって期待効果がどのように備わったのかを理解するうえで重要だ。

カロリンスカ研究所での仕事を通して、私はトム・ストーンというマジシャンと知り合った。きっかけは「芸術と科学の融合」をテーマにしたパネルディスカッションで、私たち科学者と文化人がパネリストとなって観客の前で討議した。ストーンとは初対面だったが、話をしていくうちに互いの仕事に共通点があることに気づいた。

マジックは魔法ではない。マジシャンは人間の知覚の限界を深く理解しており、その限界を利用すれば、観客の心の中に普通ではあり得ないような新しいイメージをつくりあげることができる、と彼は教えてくれた。期待によってもたらされる知覚の代償［予期していることを知覚し、予期していないことは知覚しにくい］が、マジシャンにとっては利点になるというわけだ。

「観客に筋書きを知っていると思い込んでいるものを見せれば、期待効果が働いて、後は自分でストーリーを勝手に完成させてくれる」と彼は言う。

その一例として、ボールを宙に投げると不思議なことに消えてしまうというシンプルなトリックがある。種を明かせば、マジシャンは投げるふりをしただけで、ボールは手を離れていない。ボールが宙に投げられて消えたように見えるのは、「投げた」という思い込みが視覚にまさり、自分の視覚情報を埋め尽くしてしまうからだ。マジックの重要な部分は、マジシャンの手の上ではなく、ボストンのキャサリン・カーが感覚実験でやってみせたように観客の脳内で起きている。

本書では、医学的な文脈で期待効果を説明するときに「プラセボ」という用語を使っている（厳密に区別しているわけではない）。また、日常のさまざまな場面で生じる自己成就的予言を説明する場合には「期待効果」という言葉を使う。日常的な用語で似たような言葉としては、「信心」や「希望」などがある。これらは宗教的な文脈で使うことも、宗教とは関係ない話で期待を言い表すときにも使う。「信心」「希望」「期待」に共通しているのは、未来の心象風景、つまりこうなるだろうと思い描いた光景が含まれていることだ。「信心」「希望」「期待」は意思決定や周りの環境をどう認識するかだけでなく、身体機能にも影響を与える。それは私たちの感覚を形成し、人が経験するほとんどすべてのこと、つまり自己イメージや外の世界に対する見方の両方に影響を及ぼす。

身体機能が期待によってどこまで影響を受けるのか、その限界はまだ分かっていないが、本書で説明する最新の研究は、その答えの一部を示している。どんなトリックでも、効果には限度があるはずだ。

私は、病気の症状が希望や期待によってどの程度形成されているか、また、その背後にある脳のメカニズムについて理解したいと考え、研究に取り組んでいる。健康な人と病気を抱える人のそれぞれで、どの身体機能が脳の働きの影響を受けやすいのか。このほかにも紹介したいことはたくさんあり、次章から述べていこうと思う。本書が、医学研究や治療の中でほとんど忘れられている「魔法」に光が当たることにつながれば幸いだ。

2 プラセボに興味を持ったきっかけ

高価なワインは本当においしいのか、それともプラセボ効果のせいでそう感じるのか。グルテンフリーの食事を実践して元気になったと感じたのも、プラセボ効果のおかげか。あなたもこうした疑問を持ったことがあるのではないだろうか。

医学用語である「プラセボ」は、現在ではより幅広い意味で使われるようになっている。例えば、プラセボ・バス停［高齢者施設の玄関前などに置かれるフェイクのバス停。認知症の入所者の行方不明防止が目的］、プラセボ睡眠［十分な睡眠をとったと思うことで日中のパフォーマンスが上がる］、プラセボ・ボタン［押しても効果がないボタン。歩行者用信号などに使われ、信号待ちのイライラ解消になる］といった言葉を聞いたことはないだろうか。

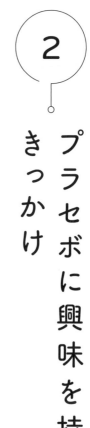

ウィリアム・カレンと病人救済の願い

プラセボという言葉の語源はラテン語の「Placere（プラチェーレ）」であり、「喜ばせる」という意味を持つ。歴史をさかのぼれば「主を喜ばせる」という宗教的な文脈で使用されることが多かった。中世には、見ず知らずの人の葬儀で弔い役として雇われた人を意味する言葉として使われていた。(注1)

この言葉が医学的な文脈で登場したのは、1770年代に入ってからだ。(注2) スコットランドの医師・科学者であるウィリアム・カレンが、1772年に行った2回の講義の中でプラセボという言葉を口にした。1710年にグラスゴーの近くで生まれたカレンは、幼いころから自然科学への強い興味を持つ、好奇心旺盛な人物だった。19歳で大学の医学部を卒業し、商船の船医として雇われ、西インド諸島のスペイン植民地へ向かう刺激的な航海に出た。18世紀という時代、そしてそれまで安全に守られ何不自由なく育ってきた若者にとって、その旅が衝撃的な体験だったことは容易に想像がつく。

実際、この旅はカレンにとって非常に大きな意味を持つものとなった。新しい環境で出会った人々に、彼が学んできた医学の知識を実践することになったからだ。その後、学問の道に進み、エディンバラ大学で教職に就くと、西インドでの体験を題材に用いるようになった。カレンを知る人は皆、彼が熱心な教師であり、学生たちが自分のテーマを深く掘り下げ、生涯にわたって学ぶことをとても大切にしていたと証言する。彼は、同僚、学生、患者に自信を持たせることでも有名だった。だからこそ、彼は科学界でいち早く、医療における期待効果の重要性を見いだした。

カレンの登場以前、プラセボは前述のように「主を喜ばせる」という宗教的な文脈で使われていた。しかし、カレンは医師を目指す学生への講義で、「患者を喜ばせる治療」を説明するためこの言葉を使った。それは今日、プラセボと聞いて多くの人が連想する「ニセの治療」という意味ではなく、患者を楽にしてあげたいという医師の願いを表す言葉だった。彼は「プラセボ目的」でさまざまな種類の本物の薬を使っていたという。

ビタミンは健康に良い成分だが、肺炎を患っている人にビタミン剤を飲ませても大した効果はない。これに対してカレンは、医師が意図を持って、患者に効くと信じてもらえるような薬を与えることがプラセボの目的だと主張していた（今日では、症状に適応する薬以外の薬効成分の入っているプラセボを「ダーティー・プラセボ」、薬効成分が一切入っていないものを「純粋なプラセボ」と呼び区別している。詳しくは第9章を参照）。

カレンは啓蒙時代のスコットランドに暮らし、哲学者のデイヴィット・ヒュームやアダム・スミスなど、哲学や経済学に多大な功績を残した有名な学者や作家と交流を深めた。この時代、人々の世界観や人間観は根本から変わった。科学が宗教に取って代わり始め、哲学や経済だけでなく、病気や治療に対する考え方も大きく変わった。

人間の個性は自身の知覚、経験、社会環境によって形成され、生まれながらに備わっているわけではない。それは病気や健康に関しても当てはまるという重要な洞察が生まれた。カレンはこの考え方に従って、身体機能の多くは神経系によってコントロールされており、ほとんどの病気は脳やその他の神経系から強い影響を受けていると指摘した。何だか現代の理論のように聞こえないだろうか。今では、運動や腸の働き、食事などを通じて脳と身体がいかに密接につながっているかを書いた本がたくさんある。

カレンは脳の機能と健康との密接な相互作用にいち早く注目した。18世紀に、そのアイデアを自分の経験とともにスコットランドの大学生に伝えてから300年を経た今、このテーマは大きな注目を浴びるようになった。

メスメルと動物磁気説

1784年、フランス国王ルイ16世は、オーストリアの医師フランツ・アントン・メスメルが提唱していた「動物磁気説」の真偽を検証するための組織を立ち上げた。検証を託された科学者の中には、米国から外交官としてパリに赴任していた有名な政治家で科学者のベンジャミン・フランクリンもいた。

この治療はいわゆる「磁気師（マグネタイザー）」によって行われ、当時の欧州では、ほぼすべての病気を治せる奇跡的な治療法として大々的に宣伝されていた。メスメルが最初に提唱したこのアイデアは、すべての生き物は磁気に似た性質を持つ「動物磁気」と呼ばれる目に見えない力を帯びており、そのバランスが崩れると病気になり、「動物磁気」の訓練を受けた「磁気師」が患者に磁気を与えて治療する

ことができるというものだった。(注3)
　メスメルは自分が開発した治療法をウィーンで患者たちに試し大きな反響を得たが、科学界からは激しい非難と侮蔑の言葉を浴びせられた。「動物磁気説」は現代の私たちからすると信じがたい話だが、メスメルがこの説を発表したのは、ニュートンが万有引力という目に見えない力を発見して世界を驚かせた直後のことだった。もう一つの見えない力で人間の状態を説明し、変化させる可能性を秘めた発見に国民は大きな関心を寄せ、魅了された。
　メスメルの手法では、「動物磁気」を帯びた物体を患者に触れさせる。患者は磁気に触れると、制御不能の発作、痙攣《けいれん》、悲鳴といった強い身体反応を示した。多くの場合、こうした「クライシス」と呼ばれる一時的な発作が起きて、それが治まると患者は急に元気になった。
　このあまりに「出来すぎた」奇跡の治療法に、科学界が疑惑の目を向けた（その構図は現代も同じだ）ため、ルイ16世は病気を治す目に見えない力の存在を検証するための委員会を発足させた。メスメルの治療法で患者が健康になったのは間違いない。病気が治った人は現にたくさんいた。けれども皆が知りたいのは、「動物磁気」

の存在を証明する科学的証拠があるかどうかだった。

1784年、パリ一区のパッシー地区にある高級アパルトマンの一室で、世界初のプラセボ実験が行われた。医学実験の前に倫理審査が義務づけられるはるか前の話であり、その部屋で起きたことのほとんどは現在では禁止されている。5人の科学者、ラヴォアジエ、ルロワ、バイイ、マジョー、フランクリンは、多くの人の病気を治したことで有名だったデスロンという名の人物を実験に参加させた。

科学者たちはデスロンに、患者の中からできるだけ貧しく無教養な者を2人連れてくるように頼んだ。そうした人のほうが、この治療を受け入れやすいと考えたからだ。デスロンは2人の女性に来てもらい、別々の部屋に入れた。そこで2人は同じ試験を受けた。マダムPは目隠しをされ、椅子に座って休んでいた。しばらくして科学者の一人が部屋に入っていき、彼女にはデスロンが入ってきたと思わせた。部屋では、別の人々が彼女を観察して記録を取っていた。

実際には、デスロンは建物の別の場所にいた。ニセのデスロンが彼女に「治療」を始め、3分後、デスロンから「動物磁気」を浴びていると思った彼女は、いつもと同じように反応した。身体が震え、手や腕に鳥肌が立った後、突然身体が硬直し、立ち上がって激しく手を叩き、足で床を何度も荒々しく踏みつけた。

もう一人の女性、マドモアゼルBも同じ試験を受けた。彼女もデスロンが自分に治療をしていると思い込み、同じような反応を見せた。激しく身体を震わせ、極端に前屈みになり、歯をガチガチと鳴らし、がぶりと自分の手を噛んだ。こうした激しい発作を間近で見ると怖いと思うのだが、これは「動物磁気」に対する通常の反応であり、患者が後に健康になるための「癒やしのクライシス」と思われていた。

パッシーの実験のフォローアップとして委員会は、実際に「動物磁気」を帯びた物体と、患者に「動物磁気」を帯びていると思わせた偽物を使って、患者たちの反応を比較する実験をした。また、患者に内緒で「動物磁気」を帯びた物体に触れさせて、その反応を観察した。

実験は観客のいる前で行われていたが、それが問題であることに科学者たちは気づいた。集まった人たちの前で「動物磁気」に触れる患者には、その場にいる他の人から影響を受けている明らかなサインがあり、それが反応を誘引していると見ることもできた。例えば、複数の異なる人がほぼ同時に反応し始め、発作や「クライシス」の様子もだんだん似通ってくる。さらに、患者に激しい動きがあると、観客は拍手喝采して煽る。そこで科学者たちは、社会的影響を受けるリスクを排除するため、人目のつかない場所で実験することにした。そのため実験のいくつかは科学者の自宅で実施され、できるだけ実験に幅を持たせるため、何人ものタイプの違う磁気師と患者を起用した。

委員会の検証実験の結果は明白だった。5人の科学者は、メスメルが主張する「動物磁気」が存在する証拠はないとする結論を出した。なぜなら、実験では、触れたのが磁気を帯びた物でもそうでない物でも、患者は同じように反応したからだ。科学者たちも自身が被験者となり「動物磁気」の力を知覚できるかどうかを何度か試したが、何も起きなかった。一連の検証結果を総合すると、「動物磁気」を帯びた物とそうではない物を区別するのは不可能であり、患者に現れた効果は「妄想」である可能性が高いという結論を下した。

とはいえ、この「妄想」はどこからともなく湧いてきたわけではない。この時代の人は「動物磁気」に大きな魅力を感じていた。その期待感があったからこそ、「動物磁気」の治療を受けた患者は強い身体的反応を示したのだろう。その状況は、どの国でもほとんど同じだった。メスメルと彼の「革命的」な治療法の噂は瞬く間に広がり、まもなく欧州全体に「動物磁気」の施術者が誕生した。

スウェーデンでも「動物磁気」（注4）による治療は大きな注目を集め、当時の文学などにその痕跡を見ることができるが、熱狂的な大ブームが起きたのはフランスだった。1778年、メスメルが初めてフランスを訪れると国中が大騒ぎとなり、彼から治療を受けるため、また、世界的な有名人を一目でも見ようと、群衆が彼のもとに押しかけた。

知名度と話題性が抜群に高く、怪しげな儀式によって病気をたちどころに癒やすこの治療法は、民衆の心を鷲づかみにするほど魅惑的であり、それらによって患者は「磁気治療」を受けた際に激しい動きで反応するように誘導されたのではないだろうか。また、忘れてならないのは、この療法では磁気師が患者（多くの場合は女性）に身体を密着させて施術していたことだ。当時の治療としてはほぼあり得ないやり方であり、男性の磁気師と女性患者の間に禁断のエロチックな関係を想像させたことも魅力の一部になったのではないか。

「動物磁気」による治療のブームは大英帝国のヴィクトリア時代まで続く。ここでも、見知らぬ男女が身体を密着させる行為はタブーだった。そんな状況の中、「動物磁気」治療では、目隠しをされた女性が叫びながら見知らぬ男の胸に倒れ込み、エクスタシーに達したような反応を見せるのだから、この治療がいかに驚嘆と魅力に包まれていたかを理解してもらえるだろう。

宗教戦争時代のエクソシスト

フランスの委員会による検証では「動物磁気」について否定的な結論を出したが、治療を受けた患者の病気や苦痛が緩和した理由について追求しようとはしなかった。治療時に起こる激しい身体反応を解明することも重視せず、反応が起きたのは妄想のせいだと無味乾燥に結論づけただけだった。

どうやら彼らは、心で何を思っているかが身体反応に影響するとは考えていなかったようだ。しかし何よりも驚き興味をかき立てられるのは、彼らが、今ではほとんどの医学研究で使われている「プラセボ対照試験」をごく自然に用いたことだ。これに関しては本書の後半で紹介する。

科学的手法を採用したことを委員会がことさら強調せず、当たり前に使っていたということは、詐欺師やペテン師を排除するため、本物の治療と偽物の治療の比較をそれ以前にもやっていたに違いない。しかし、何を手がかりに探せばよいのだろうか。

プラセボ対照試験のルーツを探るため、ハーバード大学の3人の研究者が調査に乗り出した。医学と歴史学の専門家を含む少数精鋭のグループは、フランツ・メスメル以前の歴史的文書の中に、プラセボ的な効果を利用したと思われる記述を探し始めた。(注5) 意外なことに、ルイ16世の委員会が使った手法のモデルは、キリスト教信仰の歴史において最も悪名高い出来事の中に見つけることができた。

メスメルや「動物磁気」療法よりも100〜200年前、欧州で大流行した治療術が悪魔祓《ばら》い（エクソシズム）だ。メスメルが生きていた時代（1734〜1815年）にも悪魔祓いは行われており、病気の原因は悪魔が人に取りつくことだという宗教的信念に基づいていた。

悪魔に取りつかれた人が病気から回復するには、儀式を受けて悪魔を身体から追い出さなければならない。メスメルは神父や聖職者が悪魔祓いで病人を治したことに大きな影響を受け、宗教の代わりに科学からヒントを得て同じような療法を開発した。メスメルは宗教の力を借りなくても病人を治すことはできると主張したが、「動物磁気」療法と16~17世紀のエクソシズムの儀式には多くの類似点がある。フランスの検証委員会からさかのぼって、17世紀にはすでにエクソシズムの奇跡的な効果の信ぴょう性を検証する活動があったと見られる。

では、現代医学と宗教上の信念にはどんな類似点があるのだろうか。病気や健康問題に悩む人の多くは、治療すれば元気になると願って医療機関を受診する。通常医療、代替医療、その他どんな種類の医療を求めるかにかかわらず、その選択は自分が何を信じているかを示す。現代社会の中で生きる人のほとんどは、現代医学の知識に基づく治療こそ最も回復の可能性が高いと信じ、多くの人がそれを当たり前だと思っている。しかし、現代の医学は生体医学的な理論モデルに基づいているが、それは規範を体系化したものであり、宗教上の信仰と同じように私たちの選択や感覚に影響を与える「何を信じるかの一連の規範」でできている。医学を信じる人は信仰がないようでいて、実はあると言える。

自分の出会う人のほとんどが自分と同じような規範を持っていると、自分の規範体系を認識するのが難しくなりがちだ。歴史は、健康や病気に関して、現代人がどんな規範体系を持っているかを認識するのに役立つ。また、そうした規範から生まれる希望や期待が、人の感覚をどう変化させるかを理解する鍵になる。

数百年前を振り返ると、病気や治療に関する人々の規範は、主に宗教的な信念だった。とはいえ宗教自体も、激しい紛争の種だった。16世紀の半ばから17世紀にかけて、今で言う「フランス宗教戦争」が勃発し、カトリックとプロテスタントが対立し血みどろの争いを繰り広げ、暴力、病気、飢餓によって何百万人もの命が奪われた。(注6)その背景にはカトリックとプロテスタント間の神学論争があり、どちらも自分たちの教義解釈の正しさを示そうとしていた。

カトリック教会は、自分たちの宗教的な力を示すため、公開悪魔祓いを華々しく開催し、そこには何千人もの人々が、難病を抱えた患者が回復するのを見ようと詰めかけた。最も盛り上がるのは、病人が表現豊かで、性的に挑発するように振る舞い、動物のようなうなり声を発し、恐ろしい表情をしてみせる迫力満点のショーになった場合だ。当時の娯楽だったと言える。

悪魔祓いの風習は、悪魔は神に祝福された物との接触に耐えられないという宗教的信念に基づいている。そのため悪魔に取りつかれた病人を何らかの聖なる物に触れさせて、病気を治した。その際に用いられたのは聖水、聖体［礼拝で使用される聖別されたパンとぶどう酒］、はりつけにされたキリストの姿が彫られた十字架、神父の読み上げるラテン語の聖句だった。神の祝福を受けた物を持って神父が病人に近づくと、悪魔は苦痛の叫び声を上げながら消え、その場には病気から奇跡的に回復した患者がいる。

プロテスタント教会は基本的に超常現象には批判的で、悪魔祓いに対しても懐疑的だった。悪魔に取りつかれたように見える人は、狂信的な神父に感動的な大集会に参加するよう説得された重度の精神病患者ではないか、あるいは、病気から治ったように見せかけているのではないか、と信者たちは疑った。また、カトリック教会の指導者たちも、自分たちが影響力を失いつつあることから、集団ヒステリーを引き起こす公開悪魔祓いをやめさせようとした。彼らはカトリックの教義が、伝統的な礼拝から過激でカリスマ的な儀式に変わり始めたのではないかと懸念した。

悪魔祓い師《エクソシスト》を自称する者と彼らが引き起こす民衆の感情的な爆発や興奮状態を抑え込もうと、教会関係者はこの治療法に疑問を呈し、今で言うプラセボ対照試験を実施した。フランツ・メスメルの「動物磁気」をテストしたやり方と同様に、実際に神の祝福を受けた物と偽物の効果を比較した。これは現在、新薬開発時に実施するプラセボ対照試験と同じような考え方だ。

悪魔に取りつかれた少女マルト・ボシエ

フランスのロワール渓谷にある小さな街の少女、マルト・ボシエの物語(注7)は、悪魔祓いの「プラセボ対照試験」として最も有名な事例だ。時は1599年、マルトの両親が「娘に悪魔が取りついている」と訴え、神父は毎日、悪魔祓いをした。

この地域ではカトリックとプロテスタントの対立が緊迫度を増していたため、マルトに取りついた悪魔が、「プロテスタントの信者は全員悪魔の味方だ」と叫んだことが大問題になった。両派の衝突を避けるため、マルトに対する悪魔祓いの真相を究明する検証委員会が設立された。

委員会はマルトに普通の水と思わせて、こっそり聖水を与えてみたが反応はなかった。その後、いつもは聖水を入れている瓶に普通の水を入れて彼女に飲ませると、強い苦悶の表情を浮かべ激しく反応した。美しい装飾が施された小箱に単なる金属片を入れて、イエス・キリストの聖なる遺物だと伝えると、彼女は苦痛にもだえながら倒れ込んだ。また、聖句を読んでいると見せかけて、実際には宗教とは無関係のラテン語の文章を読み上げたときも同じことが起きた。

検証委員会は、少女が神に祝福された物と偽物を見分けられないことから、彼女に悪魔は取りついておらず、悪魔祓いにも効果はないという結論を出した。この時代、悪魔に取りつかれたとされる他の人々についても、同様の方法で検証が実施された。現在のプラセボ対照試験と同じように、1599年のこの検証委員会でも、聖なる物とその偽物を使った比較を判断の決め手としている。悪魔に取りつかれた者にも悪魔祓いをする神父にも、聖なる物か否かの区別がつかないようにすれば、聖なる物による影響が本当にあるかどうかを判別できる。

現在でも、同じようなことをする。新薬の臨床試験［患者や健康な人を対象に行う治療を兼ねた試験］では、患者を二つのグループに分け、一方には、匂いも味も形状も本物の薬と同じに加工したプラセボ薬を与える。患者は投与されている薬が本物かどうかを知らない。薬の効果をグループ間で比較して差が出たとしたら、その原因は調べようとしている薬効成分による効果ということになる。

ペッパー医師、第二次世界大戦、期待効果の発見

医学研究でプラセボを対照群［臨床試験において、研究中の新しい治療や薬の投与を受けない群］として用いるようになったのは、20世紀の半ばだ。しかし、プラセボを投与された患者に何が起こるかを研究することに意義を見いだした研究者はわずかだった。対照試験では治療効果だけが注目され、あくまでプラセボはそれを見つける道具でしかなかった。

期待効果解明の重要な転機は、第二次世界大戦後に訪れた。この戦争で何百万人もの兵士や一般市民が亡くなり、戦争の恐怖を耐え抜いた人々も心身に深い傷を負った。医師や医学研究者は、これまで治療したことのない病状や怪我などに直面した。彼ら自身が戦地に赴き戦争を体験していることも、身体と心の緊密な相互作用に新たな知見をもたらすことになった。現代における期待効果やプラセボ効果に関する考え方は、第二次世界大戦下の野戦病院で誕生した可能性がある。

プラセボ効果が医学研究の一分野となる先駆けとなったのは、米国の医師O・

H・P・ペッパーであり、1945年に『プラセボに関する一考察』と題した医学論文を発表した。ペッパーが斬新だったのは、プラセボを投与された患者とその反応に着目したことだった。それはまるで、美術評論家が美しく編まれた絨毯の表側ではなく、あえて裏地側を批評の対象に選んだようなものだ。プラセボという言葉をタイトルに使った最初の学術論文は、このペッパーというほとんど無名の医師によって書かれた(注8)。

ペッパーの考え方は、プラセボ研究の黎明期を担った有名な研究者に道を開いた。このころプラセボ効果に興味を持ち始めた研究者や医師の多くは、米国東海岸の大学で活動していた。彼らがこの時期、ペッパーの考え方に強い関心を持つようになった要因は、戦争で負った身体の傷病と心の傷の間の複雑な相互作用を解明する必要があったからだった。もう一つの要因は、医薬品試験を厳格化せよという声が米国で高まったことだ。

この背景については後で詳しく述べる。いずれにしても、プラセボ対照試験が医学界にとって欠かせない存在となるきっかけとなった。

デュボワ、ゴールド、ビーチャー

現代と違い、当時、学会が開かれることは珍しかった。1937年、米ニューヨーク州のコーネル大学で開かれた学会はその先駆けとなった。さまざまな大学や病院から研究者が集まり、大きな話題となった。その後、この学会は、年に一度開催され、心不全や胃拡張などその時々の話題がテーマに選ばれた。(注9)

1946年、まだほとんど研究されていない新たな分野、プラセボがテーマになった。もちろん、学会で取り上げられるのは初めてだ。ニューヨーク出身の生理学者ユージン・デュボワ（1882～1958年）は学会で次のように述べている。「プラセボは（医学の）文献にはほとんど登場していないが、他のどの医薬品よりも頻繁に患者たちに処方されている（中略）。プラセボを投与していることを認める医師はほとんどいないが、実際にはどんな処方にもプラセボ成分が入っている」。さらに、「プラセボは実は強力な薬であり、ほぼすべての薬と同様の治療が可能である」とも述べている。

学会に参加したハリー・ゴールドは、プラセボの投与で症状が改善した患者の例をいくつも挙げた。「よく眠れるようになった」「食欲が増した」「呼吸が楽になった（中略）。胸が苦しくならずに長く歩けるようになった」「前ほど神経質ではなくなった」など。

プラセボ治療で患者が回復したという報告がある一方で、ボストン出身の精神科医ヘンリー・リチャードソンは、医療機関がプラセボを治療に使用する危険性を指摘した。「患者をだますようなプラセボ治療のやり方は嫌いだ（中略）。もしだますのなら、患者がそれを求め、医師が必要だと判断した場合に限られるべきだ」

プラセボ効果に魅せられたゴールドから治療にプラセボを使うことをためらうリチャードソンまで、この学会で出された多様な意見は、その後、数十年間のプラセボを巡る議論を象徴するものだった。一方はプラセボ効果の活用を望む積極姿勢、もう一方は治療にプラセボを用いることで生じる倫理的な怪しさへの警戒感だ。

コーネル大学で開催されたこの学会がきっかけとなり、参加した研究者以外にもプラセボ効果に対する認知度は高まっていき、心理的なプロセスと身体機能の相互作用について研究する機運が高まり始めた。

それを痛みの研究で見てみよう。１９４０年代、痛みとは何かを理解しようとする中で、痛みを純粋に生物学的に解明することから離れ始めた。(注10)考え方が変化した一因は、第二次世界大戦で負傷した兵士の研究だった。その中で、痛みの感覚は実際の身体組織の損傷よりも、兵士の社会心理的な状況と強く結びついていることが分かってきた。

米国の疼痛専門医ヘンリー・ビーチャーは、戦時中に地中海沿いの戦闘地域に派遣された。カンザス州出身のビーチャーは、ハーバード・メディカルスクール（半世紀後に私がプラセボ研究の職についた場所だ）やボストンのマサチューセッツ総合病院で働いていた。ビーチャーを知る人は、彼を精力的で頼りになる人物と評している。第二次世界大戦が終結してまもなく、ビーチャーはこんな文章を発表した。

「身体の傷は間違いなく痛みにつながり、傷が大きければ大きいほど痛みも大きい、というのが常識だった。けれども、この戦争で負傷した人々を観察すると、その見解は誤りだったことが分かった」

ビーチャーは、野戦病院で診療した兵士の中に、大きな傷を負っているのに痛みを感じず、鎮痛薬のモルヒネを断った者がいたことに注目した。また、それと真逆の兵士もいた。「兵士は苦痛のために身悶えし泣き叫んでいたが、鎮痛効果のない注射によって痛みが治まった」

ビーチャーの分析は鋭く先見性があり、挑発的でもあった。それまでは、身体は傷を受けると痛みの信号を発し、小さな損傷には弱い痛みが生じ、大きな傷を受けた場合は痛みの信号も大きくなり強い痛みが生じると考えられていた。ところがビーチャーは、他の要因も痛みの程度に影響を与えるという考え方を打ち出した。特に彼は、兵士たちが安心感を得られるかどうかが、痛みの強さに影響することを強調した。

ドイツと英国の新発見を生む土壌

1950年代は、期待効果にとって重要な時期となった。このころ、どのような知見が見いだされたのだろうか。第二次世界大戦が始まる前、ヨーロッパでは統計学と医学の大きな進歩があった。1918年にはすでに、ドイツの医師・科学者アドルフ・ビンゲルがプラセボ対照治療研究の重要性を説き(注11)、1932年には臨床薬理学者ポール・マルティーニがドイツでクロスオーバー試験［複数の被験者をいくつかの群に分け、それぞれの群に被験薬と対照薬を、順番を決めて投与する方法］のガイドラインを立案した。（注12）

ドイツ人科学者たちは、患者の治療効果を測定する際に、期待効果やその他の誤差原因の影響をできるだけ排除し、研究の精緻化を目指した。プラセボ対照研究についての着想は早い時期からあり、期待効果やその他の状況が医療に及ぼす影響について深い知識があった。

残念ながら、ナチスの支配下で学術研究の大部分が中断し、プラセボ対照試験の指針もないがしろにされた。しかし、同じ時期に英国では、正しい結果が得られるように、科学実験をどのように実施し、どう分析すべきかについて新しい考え方が生まれていた。

特に、統計学者のロナルド・フィッシャーとオースティン・ブラッドフォード・ヒルは、治療効果を評価する際に患者を二つのグループに分け、一方のグループには本物の薬を、もう一方にはプラセボを投与することの重要性を説いた。誰がどちらの治療を受けるのかを偶然に任せる（これを無作為化と言う）ことで、例えば症状が一番悪化している患者に本物の薬が投与されるように操作されるなど、誤差が入り込むリスクを避けられる。

二重盲検が標準に

科学界で実験の厳格化が進む（フィッシャーは農業研究に、ヒルは医学研究に取り組んでいた）のに伴い、医薬品の試験方法に対する要求も厳しくなっていった。薬の効果を測定するため、プラセボによる対照試験もわずかながら使われていた。

現在の新薬試験の標準である無作為化二重盲検プラセボ対照試験はこのころ生まれたと言われている。盲検とは、治療をする人や受ける人が、味や匂い、見た目などでどれが本物（あるいはプラセボ）の薬か分からないようにすることだ。実は、数百年前のフランスでの悪魔祓い検証委員会のように、盲検試験はかなり昔から存在していたが、それが広く使われるようになったのは1950年代になってからだ。「単盲検」は患者側のみ「ブラインド化」され、医師はどの患者がどんな治療を受けているかを知っている。「二重盲検」は医師も患者も「ブラインド化」され、試験が終わるまで誰がどんな治療を受けたのか明かされない。

では、なぜ盲検試験をすることがそれほど重要なのだろうか。もし、医師や患者がプラセボであることを知っていたら、効果を比較する対照群としてプラセボを使う意味がなくなってしまうからだ。人間は他人に対していくら取り繕っても、自分の考えていることや感じていることを隠すのは難しい。ポーカーフェイスが得意ではないのだ。

例えば、あなたが不安神経症の新薬の効果を評価している医師だとしよう。毎週患者に会って、新薬がどんな効果を上げているかを観察する。担当患者の半数にはプラセボを、残り半分には本物の薬を投与する。患者と面談する際に、どの患者がプラセボを飲み、誰が新薬を服用しているかを知っていたらどうなるか。あなたの態度や判断は、患者の症状に何らかの形で影響を与える可能性がある。本物の薬を服用している患者のほうに、ポジティブな変化を感じやすいのではないだろうか。

治療の結果を左右するのは患者側の期待感だけと思われがちだが、治療する医師側にも期待感はある。研究者が客観性を保とうと努力し、先入観を排除して患者の症状を判断しようとしても、本物の治療を受けているか否かを知っていることが、無意識のレベルで結論に影響を与える危険性は高い。(注13)秘密を守った経験がある人は、自分が何かを隠していることがどれだけ周囲に気づかれやすいかを知っている。人のボディーランゲージは、私たちが考えている以上に多くのことを表現する。二重盲検法は、研究者をこうしたリスクから守ってくれるのである。

話をまとめると、現在使われている治療効果を評価する基準は、英米の研究から生まれた。米国は現代のプラセボの考え方を、英国は無作為化の考え方と統計手法を提供した。しかし、米国に比べてヨーロッパでは、プラセボ対照法が標準になるまでに長い年月がかかった。特にフランスでは、この手法を取り入れるまでの道のりは長かった。フランスの医師たちが、倫理的に問題があるとしてプラセボの使用に抵抗していたためだ。

ビーチャー、ラザーニャ、新しい倫理方針

第二次世界大戦中に戦地で兵士の治療をしていたビーチャーの話に戻そう。思考や感情が痛みの感覚にどんな影響を与えるかについての彼の洞察は、期待効果やプ

ラセボ効果の理解に対する出発点となった。ビーチャーは1955年に画期的な論文『パワフル・プラセボ（強力なプラセボ）』(注14)を発表し、プラセボ効果を広く一般社会に広めた。この論文は、プラセボ効果が医学研究に影響を与えるきっかけになったと言われている。

プラセボについて初めて論文を書いたのはビーチャーではないが、その主張が受け入れられる土壌ができ始めたタイミングで、論文は世に出された。彼は戦地でもボストンのクリニックでも、期待感が患者の症状に影響を与える様子を目の当たりにした。そのため、すべての治療法はプラセボと比較してから発表されるべきだと強く主張するようになった。

ビーチャーはプラセボを医学研究に取り入れることに大きな役割を果たしたが、医療倫理においても重要な発言者だった。彼は、研究において患者が大きなリスクにさらされていることに心を痛め、1966年、医療界を騒然とさせる論文『倫理と臨床研究』を発表した。その中で彼は22件の研究を取り上げ、非倫理的だと指摘した。(注15)こうした動きにより、米国では医学研究をする機関に施設内倫理審査委員会の設置が義務づけられ、すべての医学研究はこの独立した委員会による承認が必要となった。倫理審査委員会では、研究の可否について、患者と社会の観点から審理した。現在、倫理審査は医学研究に不可欠であり、人や動物が非倫理的な取り扱いを受けることがないように監視する役割を担っている。

プラセボ研究のもう一人の立役者は、マサチューセッツ総合病院とハーバード・メディカルスクールでビーチャーの研究チームで働いていた医師ルイス・ラザーニャ（1923〜2003年）だ。ハーバードに勤める私の同僚によると、彼はニューヨークのクイーンズで育ち、イタリア系特有のアクセントで話し、目立つ存在だった。病院では、手術後に生じる痛みである術後痛の患者の治療を担当していた。

研究の一環として、彼は患者に、痛みを和らげるため本物のモルヒネかプラセボのいずれかを投与する実験をした。対象患者は40〜50歳で、さまざまな病状で、腹部、腸、子宮、胸部、前立腺、背中などの手術を受けていた。それまでプラセボ効果に関して経験則はあっても科学的証拠には欠けていた。

ラザーニャと仲間の医師たちは、プラセボに優れた鎮痛効果があることをはっきり示した。プラセボ効果に懐疑的な医師は、限られた条件下で症状が軽い場合にのみ効果があると主張していた。ところがラザーニャの研究によって、さまざまな病状の患者たちがプラセボに好反応を示し、さらにプラセボ効果と症状の程度にはあまり関係がないことが分かった。軽症か重症かにかかわらず、プラセボ効果は術後に生じる痛みを軽減することが判明した。

ラザーニャは痛みを抱える患者を対象にしたプラセボ効果の研究に取り組んだほか、後に米国社会に重要な変革をもたらす社会活動家の役割も担うことになった。プラセボに興味を持つ疼痛専門医がなぜ社会活動家になったのか。答えは、ラザーニャの研究が、米国の医薬品開発におけるゴールドラッシュと重なったからだ。1950年代は製薬企業の黄金時代と言われ、ワンダードラッグと呼ばれる後にベストセラーになる新薬がいくつも開発された。新薬は派手な広告キャンペーンで世間に広まり、それによって製薬企業と広告会社は大金を稼いだ。

しかし、そうした広告は宣伝が大げさで、実態とは違う高い効能をうたっていた。さらに虚偽の宣伝内容や適正な研究の欠如だけでなく、カルテルによって医薬品の販売価格が高騰し、各方面で人々の怒りを買った。

1959年、ラザーニャはこれらの問題について連邦議会で証言した。医薬品評価の専門家として彼は、米国で製薬企業を相手取った訴訟のキーパーソンになった。

こうした訴訟は、製薬企業の研究者たちとバックのない独立した科学者との対決であり、原告は企業側からさまざまな圧力を受け、ダーティーな戦いと言われた。

ラザーニャは、製薬企業が医薬品の認可を受ける際に、その薬効を証明するための無作為化プラセボ対照試験の実施を義務化することに尽力した。それによって、米食品医薬品局（ＦＤＡ）の科学的基準は大幅に厳格化されることになった。その後、他の国でも同様の法律が施行され、何が効果的な治療かを判断する方法は根底から変わっていった。

世界で最もテストされている薬

スウェーデン医療製品庁には、医薬品の治験申請が毎年約３００件ある。[注16] 大部分は製薬企業からで、病院や大学など非営利の研究機関からの申請はほんの一部だ。プラセボはあらゆる医薬品の治験で用いられるため、世界で最も多くテストされている薬と言えるだろう。

それにもかかわらず、プラセボを投与されたグループ（プラセボ群）の治験成績への注目度は意外に低い。実験後に提出される報告書では、結論を下すのに間接的に使われる以外、プラセボ群の治験結果は報告されないことが多い。治験を受ける患者の半数はプラセボを投与されているが、彼らに何が起きているのかを研究する人はほとんどいない。

プラセボ研究はある意味、美しい手織り絨毯《じゅうたん》の裏側を見るようなものだ。しかし、裏側は、その結果がどう得られたかについての重要な情報を教えてくれることがある。通常、重要なのは出来上がった製品の表側、つまり新薬の効果であり、プラセボは影の部分を担う。世界で最も多くテストされている薬だが、どんな人にどのような状況で効くのか、まだほとんど分かっていない。

不都合な真実

プラセボ自体が注目されることはほとんどなく、絨毯の裏に隠しておきたい不都合な真実になることもある。期待感が身体機能に影響を与えることは物事をより複雑にし、いらだたしく感じる人もいる。

自分では気づかないうちに、自身の身体が期待感の影響を受け「だまされている」かもしれないことに違和感を覚えるかもしれない。それは、身体の自己コントロールに対する侵害であり、何者かによって自分の思考が歪められ、支配されることへの恐怖でもある。一方で、自分の知らないプロセスを経て健康になる道があるかもしれないという魅力もある。多くの人々が、医学の常識を越えた不思議な力で病気や不調を治してくれることへ憧れを抱いている。新しい治療の可能性への希望のようなものだ。

私が興味を持ったのは、希望や期待が身体のさまざまな機能にどこまで影響を与えるかを、プラセボと本物の治療の両面から調べてみることだった。例えば、ある睡眠薬の効果に期待がどの程度影響するかが分かったら、その薬が体内でどのように作用し、どんな患者に処方すべきかが見えてくるはずだ。このように、期待効果に関する知識は将来の医療を進歩させてくれるかもしれない。

ネガティブな期待

期待効果にはポジティブな面だけでなくネガティブな面もある。例えば、「近所の子どもたちにシラミがいる」と聞けば、それだけで頭がかゆくなってくる。医学用語では、これをノセボ効果と呼ぶ。ノセボ効果の典型例は、今まで飲んだことのない薬を服用する前に、添付文書で起こり得る副作用についての説明を読むと、服用後にその通りの症状を感じるというものだ。

患者を二つのグループに分け、一方にプラセボを投与し、もう一方には本物の治療薬を投与する実験を行う際には、吐き気や口内の乾きなど薬剤の最も一般的な副作用について患者に知らせる義務がある。そのため両グループの患者とも、吐き気や口内の乾きを訴えることがよくある。こうした場合、発生した副作用から、本物の治療薬が誰に投与されたのかを推測するのは意外に難しい。

ノセボという言葉はプラセボほど知られていないが、プラセボと同じくらいよくある現象だ。自分の症状をネットで検索しているうちに、深刻な病気ではないかと心配になり、体調が一時的に悪くなることがある。だからこそ、期待効果に関する知識を医療で生かそうと思うなら、ノセボ効果を研究することは大変重要だ。

プラセボ効果とは異なり、ノセボ効果は恐れや不安を生み出す脳内のプロセスと深く関わっており、それは身体に強く警戒するようネガティブなシグナルを送る。正しい方法で情報提供することが、この知識を生かしたノセボ効果リスクの低減法なのだか、それについては第9章で説明する。

数年前、難病の神経疾患と誤って診断されたある女性（仮にマリーと呼ぼう）と会った。マリーは仕事も余暇も充実した生活を送っていたが、食べ物を飲み込んだり、話したりするときに違和感を覚えたため病院で検査を受けたところ、筋萎縮性側索硬化症（ALS）と診断された。ALSは神経変性疾患の一種で、身体が徐々に麻痺していき、最後には呼吸不全に至る難病だ。

診断後、マリーの人生はすっかり変わってしまった。次第に病気が重くなりおそらく早死にする未来が、彼女と家族に突然、突きつけられた。彼女はALSの告知を受けたときの気持ちや、すぐに体調に変化があったことを話してくれた。病状悪化のネガティブな予想と実際の身体状況との境界線が曖昧になり、体調を聞かれても何が本当なのか分からなくなってしまったという。

時間の経過とともにマリーの症状は重くなっていき、嚥下《えんげ》障害で食事もままならなくなった。しかし、その彼女に突然、信じられないようなことが起きた。診断が間違っていたのだ。彼女の症状はALSに似ているが、治療をすればおそらく元の生活に戻れるという。

再び健康な状態に戻れると聞いてから彼女の体調は良くなり、リハビリテーションを始め、身体の機能を徐々に回復させていった。私がマリーに会ったとき、身体の動きやしゃべりはぎこちなく、ゆっくりと間延びした話し方しかできなかったが、それ以外は回復していた。

マリーの話は深く心に響いた。特に、ネガティブな予測がいかに症状を悪化させたかという話は印象的だった。誰が見ても、マリーは芯の強い頭脳明晰な女性だ。プラセボ効果やノセボ効果は、学歴や身体の丈夫さ、年齢に関係なく起こり得るのだと実感したエピソードだった。

侮れないテーマ

医学界が期待効果を認識した後も、それ自体が研究対象になるまで数十年かかった。期待効果は長い間、治療の本当の効果を隠してしまう煙幕のような存在と見なされていた。白鳥であることを覆い隠された醜いアヒルの子のようなものだ。

今日私たちは、心の中で起きることと身体の治療効果を別のものとして扱えないことを知っている。こんなシナリオを思い浮かべてみてほしい。あなたは科学者であり、慢性的な痛みに良く効きそうな物質を発見した。慢性痛を抱える人々の間でその噂が広がり、新しい治療法への期待が高まっていく。世界中の医師が、患者を苦痛から救うためにその物質の入った新薬を処方し始めた。予想通り、患者の痛みは和らぎ、患者や医療関係者の間でその新薬の熱狂的なファンが増えていった。ただし問題は、症状の改善効果のうちどこまでが薬の成分によるもので、患者の期待や自然治癒の割合がどのくらいあるのか、ということだ。

このようなケースでは、患者やその家族には症状の改善に対する非常に大きな期待があり、これらの割合がどうなっているのか判断に迷うことは想像に難くない。こうして期待効果は、科学的進歩の視界を狭める不要な副産物のようになってしまう。現在の薬効評価の標準手法である無作為化プラセボ対照試験は、この種の問題に対する解決策になった。この手法を使えば、どこまでが薬の有効成分による効果で、どの程度が期待効果なのかをピンポイントで特定でき、さらに、まったく治療しないグループをつくって比較すれば、同じ期間でどの程度の自然治癒があったかが分かる。

しかし今日では、本物の治療とプラセボを、もはや別の事象として見ることはできないという新しい理解に近づきつつある。なぜなら、この二つは大きく重なり合っているからだ。薬の治験では、本物の薬を投与したグループの治療効果が大きいと、プラセボを投与したグループの改善効果も大きくなるという相関がある。また、脳の機能についても同様で、本物の治療とプラセボは、治療を受けている人にある程度同じような改善効果をもたらす。

治療の成功に期待が重要な役割を果たすという事実は患者側だけでなく、医療者側にも当てはまる。スウェーデンのある研究では、長期病気休暇を取った５８０２

人に医療機関との関わり方について調査した。(注17) それによると、治療の種類にかかわらずポジティブな医療従事者に出会えた人は、仕事に早く復帰できていることが分かった。逆に、ネガティブな医療従事者との出会いはマイナスの効果をもたらし、患者が苦痛を感じるだけでなく社会にとって大きな経済的損失となる。このように、現在私たちは、期待効果が医学界に波紋を広げている様子を目の当たりにしている。醜いアヒルの子は、真剣に向き合うべき対象になったのだ。

日常会話で使われるプラセボ

プラセボ・バス停、プラセボ睡眠、プラセボ・ボタンなど、日常会話で使われる「プラセボ」は、本物と見分けのつかない偽物という意味で用いられる。数年前、プラセボ・バス停がニュースになった。ドイツ・デュッセルドルフにある認知症患者向けの介護施設の前に、独りで施設の外に出てしまった認知症の入所者が危険な目に遭わないように、偽物のバス停が設置された。

プラセボ・バス停は施設の出入り口の目の前に設置されており、入所者がどこかへ立ち去ってしまわないように、そこで引き留めてくれる。施設側が意図した通りに機能すれば、入所者がいなくなってしまう前にスタッフが事態を察知し、バス停にいる入所者を連れ戻すことができる。プラセボ対照試験を実施するのと同じように、バス停は本物とそっくりにつくられた。この話に期待効果は関与していないが、バス停が本物と見分けがつかないほどリアルだったので、プラセボという言葉が使われた。

「プラセボ睡眠」という言葉は、米コロラド州の研究者が、学生の睡眠の質について偽のフィードバックを与えた後、記憶力や計算能力を試すテストの成績にどんな影響があるかを調べたときに用いた造語だ。「睡眠の質が悪い」と偽のフィードバックを受けた学生は、「睡眠の質が良い」と言われた学生よりも成績が悪かった。この話は睡眠治療とは無関係であり、プラセボは、睡眠の質についての偽情報を利用したことを指す。

最後にプラセボ・ボタンにも触れておこう。皆さんも知らず知らずのうちにプラセボ・ボタンをいくつも目にしていると思う。それはエレベーター〔「閉」ボタン〕や歩行者用信号の押しボタン、空調のサーモスタットなどで、一見すると押したら何かを制御できるように思えるが、実際には何の機能もないことが多い。

例えば、歩行者用信号の押しボタンは、ニューヨークやロンドンのような大都市では、実際に作動するボタンはわずかしかなく、残りはプラセボ・ボタンだ。(注18) 大都市の交通量は以前よりも格段に増え、高度なコンピューターシステムが人の手を介さず赤信号と青信号を切り替えて交通の流れをコントロールしている。

ニューヨークの歩行者用信号の押しボタンは1980年代の後半に無効化され、すでに耐用年数は過ぎているが、金属製のボタンや標識は耐久性があり、撤去するのに多額の費用がかかることなどからそのまま残されている。人々がこのボタンを相変わらず押していても何の問題もない。逆にこのボタンを押すことで、自分の力で物事をコントロールできているように感じ、青信号を待つのが苦でなくなる。

同様に、ホテルの部屋が暑く感じるとき、空調のサーモスタット［温度調整のダイヤル］で温度を下げると、実はそれが偽物で何の機能もなくても、少し涼しくなったように感じ、暑さを我慢できたりする。(注19) プラセボ・ボタンも治療とは関係ないが、より安全で、より良い状況に近づいているというコントロール感覚があれば、期待効果は私たちの生活を快適にしてくれることを示している。

3 スポーツ、トレーニング、期待

世界トップクラスのテニスプレーヤーが勝利のため賢明にトレーニングに励む姿を思い浮かべてほしい。テニスコートで最高の動きができるようにフォームが隅々まで分析され、最高のラケットが開発され、最高のパフォーマンスを発揮できるように考え抜かれた食事が提供される。選手には、勝者になるためのスタッフが揃っている。

しかし、この世界的スターには、「パンツをはかずにテニスをする」という、勝利をつかむために実践している独自の約束事があった。これは1990年代にテニスの世界チャンピオンになったアンドレ・アガシの話だ。事の発端は、アガシが全仏オープンで決勝戦に進出したときのことだった。

試合の直前、彼は短パンの下にはくパンツを忘れたことに気づき、下着なしで試合に出ることにした。アガシはこの試合を制して優勝し、それ以降はパンツをはかずにプレーするようになった。それは、正しい感覚、つまり勝利の感覚が消えてしまうのを恐れたためだ。

ガラスの橋の上と映画館での体験や感情

アスリートにはゲン担ぎがつきものだ。決まった手順で水筒からドリンクを飲む、バスの中でいつも同じ席に座る、シーズン中は試合用のソックスを洗わない、試合前にひげを剃らない、試合の直前にちょっとした儀式をする、などだ。

有名なトップ選手の独特な習慣や儀式は、世界中に知れ渡る。こうした儀式は試合前の心理的重圧を和らげ、優れたパフォーマンスを発揮する可能性を高めると考えられている。アスリートの立場からすれば、良い成績を残すには、ある一定の方法で考えたり動いたりしなければならない、という感覚だ。スポーツのパフォーマンスにおいて、心理学がいかに重要であるかを示す例の一つが、こうした知恵や魔術的思考［理性的にはあり得ないことの中に因果関係を見いだすこと］だ。

プラセボ・ボタンを使うと自己のコントロール感が増すように、アスリートは勝負所で自分のパフォーマンスを存分に発揮できるように儀式を用いて自身をコントロールする。汚いソックスや奇妙な仕草はドーピングとは見なされないため、アスリートはやりたいように表現できる。

効果がないことを分かっていながら、多くの人が大々的に宣伝されているサプリメントやジュース、スキンクリームを買うのと同じように、ほとんどのアスリートは自分の儀式が好成績に直接結びつかないことを理解しているだろう。けれども、理性と感情はそれぞれ別に動くので、スポーツの世界でもそれ以外でも、勝利のための儀式はなくならない。

あなたは、米国のグランドキャニオンで、地上数百メートルの高さにあるガラスの吊り橋［グランドキャニオン・スカイウォーク］の上を、観光客がおそるおそる渡っている写真を見たことがあるだろうか。この橋が決して壊れないことは誰でも分かっている。ただ、この橋の床面はガラス製なので透明であり、奈落の底の上に浮いているような感覚になる。心の奥深くにある本能的な恐怖や感情を理性で制御することはできない。

観光客は叫びながら震える足でためらいがちに橋に近づいていく。橋の上に出たいような出たくないような思いで足を一歩踏み出した瞬間、興奮とパニックに襲われ、理性と感情の戦いが始まる。危険はないのに、身体が危険を訴えてくる。そのぶつかり合いが、奇妙な葛藤状態をつくり出す。

もし、理性が感情を制御できるなら、橋の上に出て反対側まで21メートルを歩くことに何の問題もないだろう。同じ理由で、スポーツに儀式など必要ない。

アスリートのゲン担ぎを理解できないと思っている人は、映画をどのように体験しているか思い出してみるといい。アスリートの儀式と同じように、映画や演劇には、ある意味で観客が自分をだましている面がある。誰でも映画の中の出来事はすべてフィクションだと分かっている。スタントのシーンがどのように撮影されているか、その舞台裏を見たことがある人もいるだろう。それでも、サスペンス・アクション映画『ボーン・アイデンティティー』で激しいカーチェイスを繰り広げているマット・デイモンを見ると、手に汗を握って興奮してしまう。また、古典的な悲劇の名シーンを見ると、ストーリー展開はよく知っていても、熱い涙がこみ上げ鳴咽が漏れてくる。

自分が映画館にいて、周りの観客が皆、手に発汗計を握っている様子を想像してほしい。すべてフィクションだと全員知っているが、それでも映画が引き起こす興奮や恐怖などの感情を味わうと、身体の自律神経系は強力に反応する。発汗計のゲージは、きっと振り切れているだろう。

次に映画を見て感情を揺さぶられたら、自分をだますことは人間らしくごく自然なことだということを思い出してほしい。

メンタルトレーニングかプラセボか？

前述のように1950年代から、期待が病気の治療結果に影響を及ぼすことが研究で示されるようになった。例えば、抗不安薬だと信じて薬を飲むことで、不安や心配が和らぐ。こうした現象はプラセボ効果と呼ばれ、実は、病気とは関係のない日常の中でも、私たちはしばしば体験している。

厳密に言えば、治療とは関係ないので、用語としてはプラセボ効果ではなく期待効果と呼ぶべきだろう。期待効果がスポーツやトレーニングで重要な役割を果たすことを示す研究は数多くある。

期待効果の活用は、自分の将来のパフォーマンスを視角化するテクニックであるメンタルトレーニングに似ている。メンタルトレーニングでは、例えば走り高跳びで完璧にジャンプした姿を思い描いて、頭の中でリハーサルする。また、スキー競技のスラロームでターンを失敗してもその後ですぐ立て直せるようにメンタルトレーニングをすれば、失敗時に生じるネガティブな感情への対処法になり、その点でも似ている。

このようにメンタルトレーニングと共通する部分はあるが、異なる部分も多い。ここでは医学や健康についてのプラセボ研究と多くの点で似ている、身体的パフォーマンスにおける期待効果の例を挙げる。

ハードワークは運動と同じ

米大手ホテルチェーンで働く清掃チームから話を始めよう。彼らは1人当たり平均して1日15室を清掃する。作業時間は1部屋20～30分で、歩く、かがむ、物を持ち上げる、引っ張る、運ぶなど、体力のいる動作を伴う。つまり1日にかなりの運動をしていることになる。だが、清掃作業を運動と捉えている人はほとんどいないだろう。

もし、清掃で身体を動かすことが健康にいいと思うようになったら、健康状態に変化はあるのだろうか。もちろん、身体に過剰な負荷がかかったり、危険な動き方をしたりしないことが前提だ。この問いへの答えを出すために、このチェーンのいくつかのホテルで清掃スタッフに研修を実施し、清掃の仕事には運動しているのと同じ効果があることが伝えられた(注20)。

また、運動は身体を動かしてカロリーを消費することが重要であり、健康のためには強度が高くなくてもよいとの説明もあった。さらに、ベッドメイキングや掃除機をかけたり、浴室を洗ったりすると15分間で何キロカロリーが消費されるか具体的な数字が示され、客室清掃による身体活動量が、米国保健福祉省が推奨する成人の1日の身体活動量を大きく上回っていることがその場で確認された。

研修で学んだことを清掃スタッフが忘れないように、これらの情報を記載したポスターが作成され、スタッフルームの壁に貼られた。清掃作業が健康に良いことを知ったグループと比較するため、同じチェーンの別のホテルの清掃スタッフも調査対象にした。こちらのチームには清掃作業が健康に良いことは伝えず、この二つのグループを比較した。

1カ月後、「清掃作業は健康に良い」と情報を得たグループは、仕事以外に新しい運動を始めたわけでもないのに、以前よりも健康になったと感じた。しかも、それは単なる思い込みではなかった。「清掃作業は健康に良い」と言われたグループは、体重が約1キログラム減り、ウエストとヒップの比率が改善され、体脂肪率が下がり、収縮期血圧は平均130mmHgから120mmHgに低下した。

これらの結果を見ると、当然多くの人が、二つのグループ間にここでは報告されていない何らかの差があり、それがこの結果を生んだと思うだろう。例えば、「清掃作業が健康に良い」と伝えられた最初のグループは、調査中に健康的な考え方を身につけられたので、より良い生活習慣を獲得できた可能性がある。また、仕事を運動だと意識することで筋肉への影響が大きくなり、カロリー消費量や血圧に改善が見られたのかもしれない。

さらに、脳がコントロールしている自律神経の働きが活性化し、心臓などの筋肉の活動が変化し、全身に良い影響が及んだ可能性もある。

良い運動への期待が身体機能の改善や向上にどうつながるのか、完全には解明されていない。おそらく、身体活動が健康増進にどう関係しているのかについての分子メカニズムが解明されて、初めてその答えが見つかるだろう。運動が多くの人の健康に良い影響を与えることは明らかだが、どの分子や神経伝達物質がメッセンジャーとして働くのか、また、どうして大きな個人差が出るのかは、はっきりとは分かっていない。

この分野では多くの研究が行われていて、運動によって体内で生じるさまざまな分子の振る舞いについて議論されている。こうした分子の「ダンス」の詳細が、運動が健康にどのような効果を及ぼすかを決定する。この現象に期待効果も関係しており、身体のどのシステムが関与しているのか正確には分からないが、運動効果の個人差を理解するうえで重要な役割を果たしていると考えられる。

期待とサイクリストのスピード

もしアスリートにプラセボを与えて、それがパフォーマンスを向上させる薬だと伝えたら、効果はあるのだろうか。効果があるとしたら、それはドーピングに分類されるのか。スポーツの場合、プラセボがパフォーマンスに良い影響を与えることを裏づけるエビデンスがある。ホテルの清掃チームの例とは異なり、期待を高める情報だけでなく、薬物などを摂取することで能力が高まることが分かっている。

スポーツのパフォーマンスを向上させる薬には、錠剤や注射、ドリンク剤などがある。その効果をプラセボと比較して評価する研究があり、プラセボに対するアスリートの反応はある程度は分かっている。最近では、アナボリック・ステロイド［筋肉増強作用のあるステロイド剤の総称］、炭水化物、カフェインだと称して、アスリートにプラセボを与えた研究例がいくつかある。(注21)

もちろんアスリートが筋肉増強剤など能力をアップさせる薬物を使用することは禁止されている。ここで述べるのは有効成分を何も含まないプラセボであり、それならドーピングにはならない。

興味深い例として、英国の研究チームが自転車競技の選手を対象にプラセボ効果を調べた研究がある。(注22)まず、地域の自転車クラブがサイクリストたちを招待し、カフェインが自転車競技の能力を高めるという説得力のある情報を伝えた。カフェインの効果を裏づける学術論文や、一流選手たちがカフェインを摂取後、成績が上がった事例などが詳細に紹介された。その後、自転車型トレーニングマシンを限界までこいでもらい、体力、最大酸素摂取量、心拍数、血中乳酸濃度を測定した。この結果は、自転車をこぐ能力と持久力の客観的指標となった。

実験では、カフェインを摂取した場合としない場合の両方で、距離10キロメートルを全速力でこいでもらった。カフェインはカプセルの形で中容量と高容量の2種類が用意されていたと、少なくとも選手たちはそう思っていたはずだ。実際、カプセルの中身はプラセボだった。

実験結果によると、プラセボ効果は高容量のほうが大きかったが、効果はそれほど大きくなく、高容量は3パーセント増、低容量は1パーセント増だった。プラセボ効果があったことを統計的に示すことはできたが、その効果自体は小さかった。

問題は、10分間の運動で生じた3パーセントの能力の違いが、長時間のレースを走るサイクリストにとって違いをもたらせるかどうかだ。

この実験でプラセボ効果があまり出なかった一因は、被験者のサイクリストに対して、プラセボか2種類の容量のカフェイン（実際にはプラセボ）のいずれかが投与されると伝えたからではないだろうか。つまり、飲んだものが本物のカフェインかどうかを疑っている状態だったことを意味する。もし、被験者に「全員にカフェインを与える」と伝えていたら、効果はもっと大きくなった可能性がある。

また、被験者たちはカフェインにそれほど期待していなかったのかもしれない。結局のところ、カフェインはコーヒーに入っているのと同じ成分だ。もっと効き目の強い成分の薬、例えばアンフェタミン［中枢興奮作用のある薬物、覚醒剤の一種］だと伝えていたら結果は違っていたかもしれない。

メダル獲得のためプラセボでドーピング？

例えばマラソンや短距離走など、スポーツの中には苦痛がパフォーマンス向上の足かせになる競技がある。そのため、試合前に鎮痛剤を摂取するのはドーピングと見なされる。短距離走の前に、筋肉の痛みを抑えて能力を向上させるモルヒネ注射を打つのはドーピングであり厳禁されている。

痛みの治療にプラセボが効果的であることを考えると、スポーツのパフォーマンスを向上させる可能性もあるはずだ。例えば、アスリートにモルヒネだと偽ってプラセボを服用させたらどうなるだろうか。トリノ大学の神経科学者ファブリツィオ・ベネデッティが率いるイタリアの研究者グループは、このテーマで実験した。健康な若者にスポーツ競技を模した我慢比べコンテストに参加してもらい、プラセボを投与することで痛みへの耐性が高まり、勝者になれるかどうかを検証した。(注23)

被験者の上腕には止血帯（腕全体の血流を制限する密着型のサポーター）が装着され、腕の筋肉に負荷がかかるように、ハンドグリップ［握力を鍛えるための器具］を握ったり開いたりしてもらった。繰り返すうちに止血と腕の筋収縮のせいで痛みが増していく。止血帯の効果は抜群で、痛みは腕全体に広がり数分で激痛となり我慢しきれなくなる。被験者にはできるだけ痛みに耐えるよう求め、一番長く耐えたチームが勝者になる。

被験者は本番までの3週間に3回、この課題を練習した。巧妙なのは、チームの一つに対して3回の練習のうち2回、モルヒネを筋肉に注射する機会を与えた点だ。その目的は、モルヒネがもたらす痛みの緩和効果を実感してもらうことだった。コンテストの本番では、練習でモルヒネを注射したチームに、その日もモルヒネを注射すると伝えたが、実際、注射器に入っていたのは生理食塩水だった。つまり、彼らは練習時にモルヒネが忍耐力を高めてくれることを体験しており、コンテストでもその効果が現れることを期待している。

もう一つのチームは、練習時にモルヒネ注射は使わず、コンテスト当日には、実験の管理者から「中身はモルヒネが入っている」と言われて注射器を渡された（実際にはプラセボだった）。練習でモルヒネを試したチームとは異なり、こちらのチームはモルヒネが痛みに効くことを体験していない。

どちらのチームの被験者もコンテスト時に（モルヒネと思い込んだ）プラセボを注射されたが、忍耐力は本物のモルヒネで訓練したチームのほうが高く、コンテストに勝利した。ベネデッティと彼の研究チームは、プラセボ効果を得るためには、管理者から口頭で伝えられた期待よりも本物の薬物を使った個人的な経験のほうが、より重要な要件になることを示した。

この研究で最も重要なのは、間違いなく倫理的には大問題だが、ドーピングをしてトレーニングをすることによって、後の競技会でのパフォーマンスにプラスの影響を与える学習効果が獲得できることを示した点だ。これは一種のプログラムされたプラセボ効果であり、薬理学的条件づけと呼ぶことができる。つまり、コーチは、練習中に実際のモルヒネを用いてアスリートのパフォーマンスを向上させ、本番の競技前にプラセボを与えれば、自分の選手をライバルよりも優位に立たせることができる。しかも、ドーピング検査に引っかかるリスクもない。

では、スポーツ界は期待効果やプラセボをどのように扱うべきなのか。コーチなどが運動能力向上のための治療をするふりをして、選手のパフォーマンスを向上させる行為は許されるのだろうか。ドーピングと同列に扱い心理的ドーピングと呼ぶべきなのだろうか。

スポーツ競技では、どれだけ高くジャンプするか、どれだけ速く走るかといった計測可能なものに焦点が当てられるため、期待がどれだけ大きいかは忘れられがちだ。私たちがアスリートを見るとき、その人の身体を見ているのであって期待ではない。そのため、アスリートのパフォーマンスは身体的なものとして理解される。では、アスリート自身はどう考えているのだろうか。

彼らに聞くと、期待と身体のパフォーマンスは強く結びついているという。特に、物質や道具、技術への期待が、自分のパフォーマンスにポジティブな影響を与え、成功の決め手になると考えているようだ。

プラセボ効果に影響された具体的な場面として、多くの人が思い浮かべるのは、パフォーマンスを高める治療や薬がより良い結果を生むと信じ込まされる状況だろう。また、実際にはプラセボだったのにパフォーマンス向上の期待を抱いたとか、効果がまだ証明されていない薬を試し、後で効果がないことを告げられる例もあるだろう。

スポーツ選手が期待効果をどう認識しているかについての私たちの知見は、主に英国の研究によるものだ。その研究では、アマチュアから一流選手（世界チャンピオンを含む）まで多くのアスリートにアンケートを実施した。(注24) 対象のアスリートは7カ国、スポーツの種目はボクシング、自転車、ボート、ラグビー、ランニング、サッカー、重量挙げなど多岐にわたっていた。結果は、アスリートの大多数が、期待効果はパフォーマンスに影響すると考えていた。

このような研究があるにもかかわらず、期待効果が運動のパフォーマンスにどのように影響するか、個人差はあるのか、期待効果が起きたときの分子の振る舞いはどのようなものかについての研究は、驚くほど少ない。

カッピング、金メダル、期待の伝染

一流スポーツ選手間の競争は激しく、競技に有利になるものについての噂は瞬く間に広がる。2016年のリオデジャネイロ・オリンピックでは、身体に赤紫の丸いあざがある選手をテレビや新聞の写真で見て、多くの人が「あれは何だろう」と不思議に思った(注25)。

水泳の金メダリスト、マイケル・フェルプスには、上半身全体に円形のあざがいくつかあり、メディアは彼がどんな刺激的で新しい強化法を実践しているのか推測し始めた。彼はドーピングに引っかからない、パフォーマンスを向上させる方法を見つけたのだろうか。

このあざは、カッピングと呼ばれている伝統的な中国医学などで用いられる指圧に似た療法の痕だった。カッピングには1000年以上の歴史があるが、スポーツ界では使われていなかった。カッピングは、半球のカップを皮膚に当て、空気を吸い出して陰圧にする。カップをはがすと皮膚に円形の痕が現れる。

カッピングが身体能力に良い影響を与えるという科学的根拠はないが、この方法はあっという間にアスリートの間に広がった。彼らは自分の身体能力を向上させることに興味はあるが、その背後にあるメカニズムについてはあまり考えない。そのため、ちょっとしたことをするだけで（もちろんドーピングに引っかからない範囲で）ライバルに差をつけられる新しい方法が出てくれれば、すぐにはやる。

では、なぜアスリートはより良いパフォーマンスを求めて、カッピングのような非科学的な方法を使おうとするのだろうか。しかも、高価で痛みを伴うこともある。カッピングには計測できる身体的効果はないかもしれないが、まったく効果がないとは言い切れない。矛盾しているように聞こえるかもしれないが、ここでプラセボ効果の出番となる。カッピングはまさに、期待によって成績を向上させる可能性がある。

特に、マイケル・フェルプスのような有名選手が、カッピングを使ってフォームを改善した写真や情報をＳＮＳに上げ、メディアで大きく注目されている時期には、効果があると考えられる。注目度が上がれば、期待も高まるからだ。

フェルプスのような権威との結びつきは、期待を膨らませる。プラセボの観点からも、カッピングの儀式は大がかりなので、期待を高める機会がたくさんある。例えば、カッピングの施術者との交流も、それによって信頼関係が築かれ、ポジティブな結果を期待させる機会となる。さらに、カッピングは施術の際に痛みを伴うことが多いので、「強い刺激」によって「身体が変化した」という実感が湧きやすい。そのうえ皮膚に痕がくっきりと残るので、目に見えなかったり感覚が残らなかったりする方法と異なり、施術とその効果の結びつきを常に意識させられる。

これらのことから、カッピングこそ完璧なプラセボ儀式と言えるのではないだろうか。

誇大広告、エナジーパッチ、懐疑論者

スポーツのパフォーマンスを向上させる方法のもう一つの例は、エナジーパッチだ。2000年代初めにアメリカンフットボールのプロリーグであるNFLの選手たちが使い始めて人気が出た。その効果について、ある選手はこう語っている。「スタミナが格段に上がり、以前より速く走れるようになり、運動能力の全般的な向上も実感した。パッチのおかげで速く、長く走れるようになった(注26)」

このパッチに有効成分は何も含まれていないが、鍼《はり》治療と似た方法で身体に作用するとしている。このパッチ(1箱800クローナ=約1万円)を販売しているスウェーデンの小売店によれば、「身体のエネルギーと『流れ』を良くする」「有害な薬物や刺激物を含まない」「すぐに効果が出る」「特定の波長の光を反射し、身体の細胞に癒やしのエネルギーを与える」という。この説明では、ポジティブな期待を唯一のメカニズムとしたまったく効果のない怪しい治療法のように聞こえる。

このパッチは、非科学的で誤解を招くおそれのある製品を審査する人たちから、特に大きな注目を集めた。マーケティングにおける科学的根拠の使用を審査するのは主に行政機関であり、特にスポーツや健康分野では「科学と国民教育協会(VoF)」のような非営利団体もこれらの問題に目を光らせている。

本物と偽物を見分ける技術には、長い歴史がある。中世の思想家は、本物の信仰と偽りの妄想を区別するため、宗教的啓示の信ぴょう性を適切に評価する方法について考察した。(注27) これは、後に啓蒙主義哲学の特徴となる懐疑主義の種を植えつけることにつながった。

懐疑主義は当時の宗教的迷信と決別し、論理的思考を促し、世界に対する批判的で合理的なアプローチがいかに科学の基礎を築くかを示すことを目的としていた。

今日、懐疑論者というと多くの場合、非科学的な主張や傾向に反対する人々を指す。特に、健康や運動の分野は誤解を招く情報があふれており、検証が必要な製品も多い。しかし、この問題の解決は懐疑論者だけの仕事ではなく、健康関連の製品や健康法が適切かどうかに責任を負うすべての関係者に課されるべきものだ。

「ネイルマット」と過剰な宣伝がもたらしたもの

スウェーデンには健康製品のマーケティングや、医療機関以外の健康関連事業者を規制する法律がある。患者安全法は、保健福祉庁から免許を得た医療従事者のみが深刻な疾患を診療することを定めている。それ以外の者が、例えばがんなどを治療することはできない。

マーケティング法では、例えば「身体にパッチを貼ると体力がアップする」など、企業が自社製品についての誤解を招く宣伝をしたり、重要な情報を省略したりすることを禁じている。この法律の目的は、医療・健康分野だけでなくすべての製品に関して、人々が商品やサービスを購入する際、十分な情報を得たうえで合理的な判断が下せるようにすることだ。

2000年代初め、スウェーデンで「インディアン・ネイルマット」がヒット商品になっていた。この製品は、本物のネイル（針）ではなく、プラスチック製の突起が多数ついた布カバーで覆われた発泡ゴムマットで、2009年の「クリスマス・ギフト・オブ・ザ・イヤー」に選ばれ、プレゼントとしてもてはやされた。血行を良くするだけでなく、変形性関節症や片頭痛、うつ病など、さまざまな病気に効くと宣伝されていた。

メーカーは、身体や心の不調は体内の滞りが原因であり、ネイルマットはその滞りを解消することで不調が治ると説明していた。この製品が病気を治すという科学的証拠はなく、体調が改善したとすれば、期待効果か自然治癒の結果だ。そのため、2011年、発売元の企業は虚偽広告罪で有罪判決を受け、多額の罰金の支払いを科せられた。

消費者が病気を治したいと願ってネイルマットにお金を使ったことは、主要な問題ではなかった。ストックホルム地方裁判所の判決文によると、この企業が誤解を与えるようなマーケティングをしたことにより、マットを買った消費者の信頼だけでなく、医療機関や健康産業全体への社会の信頼が損なわれたと書かれている。長期的に見れば、こうした信用失墜は、人々が本当に医療関連サービスを必要としているときに、利用を控えることにつながりかねない。裁判所は、この企業が誤解を招くマーケティングをしたことにより、国民が不健康になることへ間接的に加担したと判断したのだ。

関心が高まる能力を向上させるプラセボ

近年、スポーツにおける期待効果は、世界的な関心事になっている。2018年、ある研究者グループが、スポーツにおけるプラセボ使用の倫理に関する合意声明を発表した。(注28)この声明は、2017年6月、英国カンタベリーに集まった多数の専門家による2日間の集中的な議論の成果だ。参加者はスポーツ、心理学、医学、倫理学などさまざまな専門分野で豊かな経験を持つ人々だった。グループが出した結論の一つは、スポーツにおけるパフォーマンス向上法の研究者は、プラセボや期待効果の知識をもっと深める必要があるというものだった。ただし、本物の薬とプラセボを比較し結果を分析するのは簡単ではない。プラセボは、被験者の期待が大きいと、それだけで大きな効果が生じるからだ。

そこで専門家グループは、研究では本物の薬を投与した群を、プラセボ投与群と何もしない対照群の両方と比較することを推奨した。それによって期待効果による改善がどの程度なのかが分かりやすくなる。スポーツのパフォーマンスに影響を与える心理的メカニズムをより深く理解するほど、トレーニングをより効果的に考案することができる。スポーツが金儲け最優先の市場原理に左右されるのではなく、倫理的に持続可能な方法で、長期にわたって期待効果の恩恵を受けることができるのが理想だ。

まとめると、期待は身体能力に影響を与えるが、それがどのように起こるか理解するためには、さらに多くの研究が必要だ。リオデジャネイロ・オリンピックで多くの選手の身体についていたカッピングの痕は、身体能力の向上への期待がどれほど素早くアスリート間に伝染していくかを示している。多くのアスリートが非合理的なのに迷信や儀式を信じ続けているのは、自分の選択が合理的かどうか気にならないほど切羽詰まっているからだろう。

そういう状況にあると、人は理屈ではない心の奥底にある欲求に導かれる。金メダルに手が届きそうなアスリートに、カッピングに本当に効果があるかどうかを知ることが重要かと尋ねたら、おそらく「どうでもいい」という答えが返ってくるだろう。

4 手術成功への期待

ミネソタ州にある米国トップクラスの医療機関、メイヨー・クリニックの脊椎外科医が、一部の患者に対し誤った手術つまり、損傷箇所とは別の部位を手術していたことが発覚した。

それが分かったのは、患者から苦情が来たためではない。逆に、ほとんどの患者は手術に満足し、痛みが和らいだそうだ。それを知った外科医は、自分たちが普段している手術に本当に効果があるのかを疑い、手術以外の何かに患者の痛みを和らげる要因があるのではないかと考え始めた。

そこで医師たちは、本物の手術をするかニセの手術をするかを無作為に決め、患者の痛みの軽減効果を比較する研究を始めた。その結果は、後述するように驚くべきものであり、手術における期待効果の研究に対する新しいアプローチのきっかけとなった。

プラセボ手術（ニセの手術）

プラセボと聞くと、ほとんどの人は薬を思い浮かべるだろう。しかし、すでに述べたように、プラセボ治療にはさまざまな方法がある。例えば、プラセボ軟膏、プラセボ注射、特殊な鍼《はり》を使ったプラセボ鍼など。これらの手法のポイントは、本物の治療法の信頼できるコピーであることだ。治療をしている錯覚を起こさせる必要がある。

プラセボによる治療は、本物の治療と見分けがつかないようにしなければならない。これは、期待や先入観を排除し、できるだけ目の前の事実から正確に判断しようとする医学の重要な基本原則だ。もし、ある軟膏がかゆみをどの程度和らげるかを調べるには、有効成分を含まないプラセボ軟膏をつくればいい。かゆみが和らいだのは、軟膏の基本成分によるものか、かゆみを抑えるために加えられた有効成分によるものなのかを判断できる。

同じように、薬液の代わりに生理食塩水を充填したプラセボ注射をすることもできる。注射をする人もされる人も本物と偽物を区別できないように、薬液がピンク色ならプラセボにもピンク色をつける。

錯覚を起こさせるための条件が悪く、良いプラセボをつくるのが難しいこともある。また、ときには薬の有効成分の作用により、本物の治療かプラセボかがすぐに分かってしまう場合もある。慢性痛に対して大麻をテストする研究はその一例だ。このような研究では、見た目も匂いも本物そっくりだが、吸引しても何の効果もないプラセボ大麻を使う。研究中に本物の大麻とプラセボが両方使われた場合、多くの被験者はプラセボを受け取ったと推測する可能性がある。大麻の酩酊作用が強くなくても、被験者はすぐに本物とプラセボの区別がつくようになるので、痛みを緩和する効果がどこまで大麻によるもので、どこまでが期待によるものかを判断するのが難しい場合がある。

プラセボ手術（ニセ手術）は、学術目的で行うニセの治療の中で最も珍しい形態だろう。手術のすべての手順を模倣し、身体にメスを入れるが患部の処置はしない。

つまり、治療をせず身体を切って縫合するだけだ。

現代では、プラセボ手術は開腹手術よりも、身体に小さな穴を開けて行う内視鏡手術で実施するケースが増えている。内視鏡手術では細い器具を使うため身体へのダメージが小さく、プラセボ研究に向いている。例えば、膝関節の手術の中には、小さな針を患部に挿入し、膝の膝蓋骨（膝の皿）の表面にある凹凸を滑らかにする手技がある。このような場合、針を挿入し、削る処置はせずに動かすだけでプラセボ手術が可能になる。患者も手術室にいる他の人も、外科医が本当に処置をしたのか（またはプラセボなのか）判断できない。

通常、手術の効果は、無作為化試験を通じてプラセボと比較されることはない。そもそも患者を本物の手術とプラセボ手術に無作為に振り分けることは危険であり、非倫理的だからだ。例えば、心臓手術を必要としている患者は本物の手術を受けるべきであり、そうでなければ患者の命が危険にさらされる。

では、比較ができないのなら、手術の治療効果のうち、どこまでが手術自体の効果で、期待効果はどの程度なのかをどうやって知ることができるのだろうか。

人命を救うために実施される外科手術の場合、期待効果が作用しているかどうかを知ることはおそらくできないだろう。だが、深刻な健康被害をもたらすリスクがなく、ニセ手術と比較可能な手術は数多くある。

処置内容に関係なく手術結果に満足した患者

これまでのところ、プラセボ対照の手術を実施した研究は数件しかない。(注29) 珍しいからこそ、より興味深く学ぶことができる。先ほどメイヨー・クリニックのプラセボ試験について触れたが、これは外科医が自分たちのやり方に疑問を持ったことがきっかけだった。研究を率いたのはデイビッド・カルメスだ。(注30) カルメスたちは、骨粗しょう症で脊椎を圧迫骨折した患者の治療をしていた。この骨折は大変な痛みを伴い、患者に重大な障害をもたらすおそれがある。

脊椎圧迫骨折を治療する手術の一つに椎体形成術と呼ばれる方法がある。骨折部位に長い針を刺し込み、骨セメントを注入して骨を安定させる。処置により痛みが軽減し、通常の機能を取り戻すことが期待される。

カルメスと彼の同僚たちは、術後に患者が回復したのはセメントを注入したからなのか、それとも他の要因によるものなのかという疑問を抱いた。そこでカルメスは、患者の半分に骨セメントを注入し、残り半分にニセの手術をするプラセボ対照試験を実施するため、倫理審査を申請した。患者にはもちろん、周囲の関係者にも本物か偽物かを隠し、施術する外科医だけに知らせるようにした。この研究は承認され、131人の患者が手術を受けた。その半数は骨セメントで、残りの半数はニセの手術を受けた。

読者の多くは、患者に対するニセの手術について、倫理審査の承認をどのように得るのか疑問に思うだろう。プラセボ治療が許される重要な基準は、患者にその目的が知らされ、患者が自発的に研究に参加し、本物の治療とプラセボ治療を受ける確率を知らされていることだ。さらに、起こり得るリスクについても、患者に明示されなければならない。

カルメスの研究では、本物の椎体形成術を受けられる確率は50パーセントと患者に伝えられた。また、自発的に研究に参加してもらうため、術後1カ月たっても症状が改善しない場合、もう一方の治療群に切り替えられるという選択肢を与えた。こうして本物の手術を受けるチャンスを失う患者をなくした。しかも、術後1カ月ですべてを評価するので、研究者側も目標を達成することができた。

整形外科医の思惑通り、どちらのグループの患者も、痛みと身体機能の両方が改善したことが分かった。しかも、本物の手術もプラセボも、改善効果は同等だった。本物の手術を受けたほうが改善効果は大きいと予想されていたので、多くの人はこの結果に驚いたが、グループ間の差はまったくなかった。

メイヨー・クリニックのこの研究には、注目すべき点が二つある。

第一に、比較的よく行われている手術に、プラセボ手術を超える効果がなかったことは注目に値する。つまり、現在、病院で行われている手術の中には、治療効果がプラセボと変わらないものがあるということだ。手術はもともとリスクを伴うため、メリットが明確に証明されない限り、手術の実施は正当化されない。メイヨー・クリニックの外科医チームは、手術を新しい視点から見直し、実施するかどうかに細心の注意を払う必要があることを示した。

第二に、彼らの脊椎研究は、好奇心旺盛な医療スタッフが患者の話をよく聞き、真摯に対応することの重要性をよく表している。何しろ間違った手術を受けたにもかかわらず、患者が喜んだことから「何かおかしい」と感じたのは医療スタッフであり、「症状が改善した要因は手術以外の別のことにある」という仮説が生まれた。このように感度の高い医療スタッフがいれば、いつも通りの観察が研究につながり、やがて診療のやり方を変えるような医学的知見になることもある。

スウェーデンの外科医は、メイヨー・クリニックの研究やその他の類似の研究が、椎体形成術を実施するかどうかに大きな影響を与えたと証言している。他のいくつかの外科手術も同様で、プラセボ手術を用いた新しい研究により治療戦略の見直しが進められている。

期待効果の重要性を理解することは、手術に関しては特に重要だ。なぜなら、手術は侵襲的「身体に負担を与える」治療であり、リスクを伴う。さらに、手術は麻酔下で実施されることもあり、それ自体にリスクがある。これらを考え合わせると、手術が効果的であることを示す十分な根拠がなければ、患者は無用なリスクにさらされることになる。だが、手術の侵襲的要素は「大砲」に相当するため、特に大きな期待効果を生み出す可能性があると考えられる。それについては本章の後半で詳述する。

外科手術における期待効果に関する本を書いた米国の外科医イアン・ハリスは、

若く経験の浅いころは手術に関する意思決定がそれほど難しくなかったが、学ぶほどに決断が難しくなっていったと述べている。(注31) 経験を積めば積むほど、意思決定が必要な各項目において評価すべき要素が増えていった。

ハリスによれば、患者は不確かな理由で手術を勧められることが多く、合併症のせいで術後に以前より悪くなったと感じる人がたくさんいて、手術を受けずに自然回復によって機能を取り戻せる人も少なくないという。

外科医は、自分が執刀する手術に効果がないとは思っていないだろうが、プラセボ手術と比較して手術にどの程度の効果があるのかに関してはほとんど知らない。だからこそ、誰が手術を受けるべきかについて、科学的根拠に基づいて判断することが難しい、とハリスは述べている。エビデンスがない場合、彼らは外科での慣習や同僚のやり方に従う。多くの場合、手術によって患者の症状は改善するのだが、問題はどのようにして改善するかだ。

重要なのはどんな作用メカニズムか

手術には大きなリスクが伴うので、その利点が十分に立証され、リスクを上回る必要がある。また、手術の何が症状を改善させるのかについて患者は知りたいはずだ。治療法の科学的理解を深めることは、新しくより良い治療方法を開発するために非常に重要であり、それは私の関心事の一つだ。

ある治療が成功したとき、本来の作用メカニズムとは別のものが影響している可能性があれば、その治療法に効果があると結論づけるわけにはいかない。効果があって患者の症状が改善している事実があれば、こうした疑問を抱く必要はないと思われるかもしれない。しかし、ある治療法がなぜ効くのかと常に問うことは、とても重要だ。これは通常の医学だけでなく、「効果がある」と支持者が主張する代替医療でも同じだ。

一部の常識では考えられない治療法が、患者の病状に良い効果をもたらすことはあり得る。生理痛や背中の痛みをとるため、下着に貼った磁気パッチが効くことがある。ここで考えるべき重要なことは、身体の痛みの調節機能に磁気が影響を与えているかどうかだ。それとも期待や自然治癒などの要因によるものなのか。その問題提起をしないと、新しい効果的な治療法を探すうちに、迷子になってしまう。

感染症にかかったときに自然療法を受けると、数日後に体調が回復することがある。しかし、自然な方法で数日後に治っていたのだから、期待効果によって治癒力が上がった可能性もある。つまり、自然療法が意図した通りに作用したかどうかは分からない。だからこそ、なぜ効くのかという疑問が必須であり、プラセボ対照試験はその疑問に答えるための最も重要な手段の一つだ。

介入への過度な信頼

私たちは常に、自分の生活や行動の中に、原因と結果のつながりを見いだそうとしている。「これをすれば、そのように感じるだろう」という具合に、それは脳にとって身体の状態を理解するための手段だと言える。自分が生きている世界の因果関係をきちんと理解しているほうが、肉体的にも精神的にも生き残るために有利になる。それがなければ、危険な状況を記憶し予測することができないため、対処すべきことが目の前にあってもただ右往左往してしまうだろう。しかし、私たちには常に因果関係を求める傾向があるため、治療を含め、自分の行動の意味を過大に解釈しがちだ。

ビタミン剤を飲んだ後に皮膚のかゆみが治まったら、それが効いたと思うかもしれない。しかし、実際にはビタミン剤とは関係なく、良くなりたいと願う気持ちや静かに働く自然治癒力によるものだ。つまり、かゆみが治まったのはビタミン成分とは関係なく、身体の免疫システムがかゆみと戦った結果だ。薬を飲むというのは明確な行動であり、こうした薬やサプリメントには強い匂いや味がつけられていることも多く、人の感覚に強い影響を与えるため、脳が因果関係を築きやすくなる。こうした因果関係は脳によって常時、自動的につくり出されているが、知識を得ることによって反射的に出てくる結論を修正することができる。

例えば、肩に痛みを抱えている人は、手術をすれば痛みが軽減するのは当然と思いがちだ。しかし、ニセの手術を受けて痛みが軽減した人がいることを知っていれば、手術に伴うケアやリハビリテーションも重要な役割を担っていることを理解できるだろう。主流の医療システムの範囲外にある代替治療の場合、診療に費やされる時間が長く、患者と治療者は時間をかけて良好な関係を築いていくため、期待効果がより大きくなるのではないかと考えられる。

プラセボ対照研究は、施した治療がどのように作用するのかを理解するのに役立つ。通常の医療であれ代替医療であれ、すべての治療法は、科学的な手法で検証されるべきだ。

外科医は期待効果をどう考えているか

手術の良い結果が期待効果によるというのは、一般の人にとっては刺激的で面白い話かもしれないが、当事者である外科医はどう考えているのだろうか。プラセボ手術についての最初の論文を読んで以来、私はプラセボについて外科医と議論したいと思うようになった。彼ら自身の経験だけでなく、手術の効果を評価する手法としてのプラセボ対照試験について意見を聞いてみたかった。

薬や注射に関してプラセボ対照試験を実施するのは当然と思われるかもしれない

が、手術となるとそう簡単ではない。そこで私と研究チームは、スウェーデンの外科医が期待効果にどのように関わっているかを調査したいと考えた。

手術の作用メカニズムに関する知識が限られているのは、外科医に科学的な姿勢が欠如しているからではない。私たちの調査では、まったく逆の結果を示しており、外科医は自分の外科的治療に期待効果が作用している可能性を十分に認識している。欠如しているのは、治療効果のどこまでが手術の真の効果で、どの程度が期待効果なのかを検証する研究だ。

調査を始めてすぐ、私は他の研究者から「外科医は医療の世界で最も研究しにくい集団だ」と聞かされた。多忙で勤務時間が長いため、調査に参加したりインタビューに答えたりする時間がなかなか取れない。さらに、外科医は他の診療科の医師と違って期待効果には興味を示さないだろうといった根拠のない噂もあった。外科医は人体を、さまざまなパーツをつぎはぎしたり修理したりできる精巧なキットと見なしており、脳の働きがそのような物理的な処置に影響を及ぼすとは考えない、と私たちは聞かされた。

外科医の勤務時間が長いのは本当だったが、それでも100人以上の医師に会い、体験を話してもらうことができた。ほとんどの外科医は、患者を単に「身体を修復する対象」としてではなく、もっと多くのことに目を向けていた。

外科医は患者と自身の期待の重要性を分かっている

２０１８年3月の凍えるような寒い午後、スウェーデンの大病院に附属するクリニックに9人の外科医が集まった。私は彼らにインタビューするため、研究チームのメンバー2人とともに現地に足を運んだ。会議室に接する廊下の壁には、白衣をまとい手術台の前に集団で立っている外科医の大きな写真が飾られていた。会議室内には、外科学の本や過去の論文が多数収まっている本棚に囲まれて、さまざまな手術道具が陳列されたガラスケースが置かれていた。ここが外科手術の中心地であることは間違いない。

その後、手術における期待効果に焦点を当てた議論のやり取りが1時間ほど続いた。(注32) 私がここで紹介するのは、このときのインタビューと、後に全国規模でスウェーデンの外科医に配布されたアンケートの集計結果の一部だ。(注32)

簡潔に結論を言うと、スウェーデンの外科医たちは、手術の効果は治療反応の一部にすぎないという考え方に非常に理解があった。基本的にプラセボにすぎない手術もあれば、期待効果の影響がかなり小さい手術もあることを率直に話してくれた。このことは、さまざまな手術とプラセボ手術の効果を比較した研究でも裏づけられている。(注33)

外科医たちは、外科治療において患者の期待などの心理的要因を考慮することがいかに重要か、身をもって経験していた。このことについてある外科医はインタビューの序盤で次のように述べた。「そうですね。心理的な要素はあります。その割合は60パーセントくらいです」。興味深いのはその数字が本当かどうかではなく、手術の治療効果の半分以上に心理的な要因が関わっていると明確に述べたことだ。

家族の期待も考慮に入れるべきであり、病気になったとき自分の大切な人がどういう態度をとるかに影響を受けると外科医たちは指摘する。また、患者の気持ちをくみ、自信を持たせることが大切であり、患者の違いだけでなくどんな人が担当医になるかで治療効果に差がつくことを強調していた。重要なのは、医師が自分をよく知り、患者に合わせることだ。ある外科医は、患者の治療に臨む前の準備についてこう語った。

「私たちは患者のタイプに合わせて対応しています。どんな家族がいて、その人たちがどれくらい心配しているのか。つまり、すべての患者に使える標準的な接遇の手順があるわけではなく、患者によって一人ひとり異なる。患者がどれくらい不安を感じていて、どんなケースなら手術をすべきか。患者に合わせてカスタマイズします」

手術は単に身体組織を機械的に修正するだけではなく、外科医は外科治療の「その他の要素」を重視している。そこには患者のそれまでの経験、家族の期待や態度、医師と患者の関係性など、治療にまつわるさまざまな要素が含まれる。それらは手術の期間中、患者に影響を及ぼす。

手術を受けるということは、特別な準備を施された特殊な環境に放り込まれることでもある。身体を洗浄液で洗われ、手術用のガウンを着て無菌の環境に入れられ、手術着を身にまとった医師や看護師に取り囲まれる。その後、麻酔で意識が遠のいていくなど、さらに特殊な状況を経験する。

医療人類学の研究者はよく、手術とは非常に特別な儀式であり、ある種の「治療劇場」になっていると主張する。この点は、手術の効果に対する期待感や期待の受け入れやすさに大きな影響を及ぼす可能性がある。手術を取り巻く状況全体が、手術が「大砲」であることを示し、プラセボ効果に関連する心理的プロセスを生じさせる。これについては、後ほど詳しく説明する。

スウェーデンの外科医を対象にした調査では、90パーセント以上が、治療効果には手術以外の要因が大きく関係していると回答した。その要因を尋ねると、治療に対する患者の信頼感と、医師と患者の間の信頼関係が最も重要だと多くの医師が答えた。こうした関係性はしばしば「協力関係《アライアンス》」と呼ばれる。患者として手術に臨み、リスクを負うからには、外科医に対する格別の信頼が必要だ。

外科医は、別の医師が担当している患者の手術に抵抗があると報告されている。その理由は、患者と外科医との協力関係が、手術の成果を左右するほど重要なものだからだ。手術自体は知らない患者にもできるが、患者との間に協力関係を築く時間がないと、術後に合併症を引き起こすリスクが高まるという。

また、調査対象となった外科医の大多数は、患者に安心感を与えることの重要性を力説している。ある外科医は、手術に臨む患者に、すべてが予定通りに運んでいると感じてもらうため、麻酔で眠りに落ちるまで穏やかで自信に満ちた口調で話し、ゆっくりと動くようにし、麻酔が効いたら動作を速め、早口で話し、手早く処置を進めるようにしているという。

期待のパラドックス

治療を受ける人の期待が大きいと良い治療結果につながることを示す、健康な人を対象にした研究がある。しかし、健康な人を対象に短期間研究しても、実際に病気を抱えている患者の治療にはつながらないかもしれない。それにもかかわらず、医師や医療従事者はプラセボ効果の恩恵を利用するため、患者の期待感を高めるように努力すべきだと指摘されることがある。医師は、患者の期待効果を生かすために、自分の治療を称賛したいと思うだろうか。

そうではない。むしろ成功している医師の多くは、患者の期待を高めることを避けている。なぜなら逆効果になるおそれがあるからだ。これは「期待のパラドックス」と呼ばれている。

医師の多くは、患者の期待をできるだけ実際の結果に近づけようと努力している。そうしないと、もし治療後に望んでいた結果が得られなかった場合、医師に対する信頼が完全に失われてしまうおそれがある。期待しすぎることのリスクは、期待に応えられなかったときの失望がより大きくなることだ。その結果、患者は治療を受ける気力を失い、あまり信頼を置けない別の医師を頼ったり、単に担当医を信用しなくなったりするかもしれない。そのため、過度に自信のある態度はマイナスの影響を及ぼしかねない。

医療の現場で治療効果を上げるために、プラセボの基礎研究の成果を活用するのが難しい理由の一つが、「期待のパラドックス」である。第一に、医師や医療従事者が治療に関して非現実的な期待を患者に抱かせるのは逆効果になりかねず、第二に、治療効果に関して誤った情報を与えることは、倫理的に問題がある。

最近では、ハーバード・メディカルスクールのテッド・カプチャクと他のプラセボ研究者が、健康な人が実験に参加する基礎研究と実際の医療現場での期待効果に関する知識の間に乖離が生じていると指摘している。(注34)

私たちはまず、医療提供者と患者の間で期待がどのように伝わるのかを理解する必要がある。プラセボ効果についての従来の考え方とは異なり、医師が自分の治療を称賛するような口調で患者に接するのは、良い結果を得る方法ではないようだ。

では、スウェーデンの外科医は手術で予測される結果についてどのように話しているのか。カプチャクの見解と同様に、私たちのアンケートに答えた医師の90パーセント以上が、最も重要なのは手術のリスクと治療効果に関する正確な情報を提供することだと答えている。また、半数あまりが、手術前に患者の不安を軽減するよう意識的に努力していると回答した。一方、手術前に大きな期待を持たせるようにしたり、希望的観測を伝えたりしていると答えた外科医はほとんどいなかった。

外科医や、おそらくその他の医療従事者も、言葉によって大きな期待を伝えるよりも、もっと目立たないレベルで患者に影響を与えている。彼らは患者との関係を大切にしたうえで、状況をしっかりコントロールできていることを行動で示している。治療のリスクと期待される効果についての正確な情報を患者に提供することで、患者との間に協力関係が生まれ、回復への希望を持たせることができる。なぜなら、病気を治したい、場合によっては生き残りたいという強い意欲に基づく希望は、治療の素晴らしさについての曖昧な説明よりもはるかに強力だからだ。このように、治療法を医学的に理解するのは二の次で、医師との出会いの中で湧き上がる希望こそが、患者の期待効果を発揮させる。

古代と未来の手術

古代ローマの作家アウルス・コルネリウス・ケルスス（紀元前25年〜紀元後50年）は、優秀な外科医の特徴に関して、実際の手技と患者に対する態度の両面から述べており、注目に値する。

「理想的な外科医は、迅速かつ安定した手技を身につけており、決してぶれることなく、左手も右手に劣らず器用で、鋭く明確な視野を持っている。冷静でバランスの取れた行動をとり、患者を治したいという思いやりのある人だが、患者の泣き声によって必要以上にせかされることはない[注35]」

この引用文は、今日のスウェーデンの外科医が述べる医師と患者の関係についての経験や期待の重要性に関する知識が、2000年前にすでに存在していたことを示す。手術そのものだけでなく、手術にまつわる背景が結果に重要な影響を与えると認識されていたことを伝える医学文献はほかにもある。外科治療に関する最初の記述の一つは、ケルススによるものだ。彼が手術で執刀したかどうかは定かでないが、手術に関する説明や解説を書き残し、現代にも伝わっている。

期待効果が通常の手術において重要な役割を果たすということと、科学的な目的のために研究でニセの手術（プラセボ手術）の期待効果を評価することは、まったく別物だ。調査に参加したスウェーデンの外科医の大部分は、プラセボ対照試験を取り入れた外科学研究に賛意を示したが、そのような研究に積極的に参加することは控えると回答した。今日、本物の外科手術とプラセボ手術を比較した研究はわずかしかない。理由の一つは、倫理的な観点からこのような研究に患者を参加させることに対して抵抗があるからだろう。

今後、プラセボ対照試験を取り入れた外科学研究が増えるかどうかは分からないが、これからの手術はより厳しい管理のもとで実施される可能性が高く、その場合、プラセボ手術が重要な役割を果たすことになるかもしれない。

手術の期待効果は、心理的なプロセスが身体の治癒に影響を与えることを示す究極の例だと私は考えている。心の働きが身体の機能に及ぼす影響の限界はどこかという永遠の命題が、プラセボ手術という形で現れたと言えるのではないだろうか。この分野の研究はまだ始まったばかりで、ニセ手術を受けた人々の症状が回復したメカニズムはほとんど解明されておらず、ブラックボックスと呼ばれることがある。まるで、患者をブラックボックスに入れ、数週間待って、また取り出すというようなものだ。それで元気になっていたら治療効果があったと見なす。けれども、その理由を知るために箱の蓋を開けてはいない。

メカニズムを解明するには、治療期間中に脳や身体の中で何が起きているのか、検査機器を使って観察することが必要だ。例えば、本物の手術とニセの手術の前後に患者の脳画像を撮影し、本物の手術のほうがニセの手術よりも痛みの信号の伝達が遅くなっているかどうかを調べる。

まとめると、プラセボ手術の研究はとてもエキサイティングな段階にあり、効果があることを示す研究は確かにあるが、なぜその効果が生み出されるのか、そのメカニズムはまだ解明されていない。

5 身体を変えてしまう期待

プラセボや期待効果に関して私が最も多く受ける質問は、単なる心理的効果なのか、それとも身体に測定可能な変化があるのか、というものだ。医学生に限らず誰もが同じ質問をする。体調が良くなったという感覚だけなのか、プラセボ効果による身体の変化はあるのか。

もちろん心、つまり脳も身体の一部なので、その他の部分と分離して動くわけではないはずだ。心理的プロセスと身体の関係には底知れない魅力があるが、「肉体と魂」の関係は何世紀にもわたって人類を悩ませてきた。問題は、この古典的な問いに対し、現代の科学的手法を用いてどのような答えを出せるかだ。

タマネギのような「生物心理社会モデル」

人の身体と病気、精神との関係に対する見解は、歴史とともに大きな変化を遂げた。今日の生物医学的理解の背景には、数多くの困難を極めた科学研究があり、そのおかげで私たちの知識は少しずつ進化してきた。

だが、飛躍的に理解が進んだ重要な時期が何度かある。1950年代の医学における期待効果への理解はその好例だ。社会的・心理的プロセスが病気の発症や進行に影響するという考え方の基礎が築かれた。これは、プラセボ効果の説明としてだけでなく、病気や健康のあらゆる側面においての知見だ。

この考えがようやく言葉になったのは1977年、米国の精神科医ジョージ・L・エンゲルが提唱した「生物心理社会モデル」だった。このモデルは、ある病気に対する遺伝的素因が病気の発症につながることもあればそうならないこともあるように、その人が生きている社会や環境のさまざまな要因が健康に影響を及ぼすことを説明している。「生物心理社会モデル」は、生物学が最も内側にあり、心理学が次の層にあり、社会的・文化的側面が最も外側にあるタマネギのような構造をしていると考えてほしい。

1950年代、初期のプラセボ研究者が医学における期待効果に関する草分け的な論文を発表したことが、生物心理社会的モデルによって総括される病気と健康の全体的な理解に貢献したと考えられる。このモデルは、現在では世界保健機関（WHO）にも採用され、健康と病気についての見方として受け入れられている。ただし、このモデルには欠点もあり、すべての状況に当てはまるわけではない。

身体の中にある薬局

1960年代、本物の薬かプラセボのいずれかを混ぜた水をラットに与える実験が行われ、期待が身体の生物学的プロセスにどんな影響を及ぼすのかについて人々の関心が高まり始めた。(注36)

人におけるプラセボ効果の生物学的メカニズムを調べた研究（モルヒネ実験と呼ぼう）は、1978年に初めて行われた。(注37)米カリフォルニア大学サンフランシスコ校の3人の米国人研究者は、「プラセボによる鎮痛効果は、痛みが軽くなることを期待すると、身体から内因性オピオイドと呼ばれる鎮痛物質が分泌されて起きるのではないか」という仮説を検証した。

内因性オピオイド（モルヒネ様物質）とは、一時的な痛みを感じたり激しい運動をしたりしたときなどに、身体に生じる痛みを抑制するため分泌される物質のことだ。米国の3人の研究者は、日ごろから痛みの治療に携わっており、この痛みを調節するシステムを「痛みのブレーキ」と見なし熟知していた。実験では、親知らずを抜いた患者に、処置の約2時間後、モルヒネの代わりに生理食塩水を患部に注射した。

患者も注射をした医師も、それがプラセボだとは知らなかった。当事者がそれを知っていたら実験結果に影響が出てしまうことは、すでに述べた通りだ（二重盲検法の詳細については49〜51ページを参照）。生理食塩水の注射に対する患者の反応はさまざまで、被験者は「反応者」と「非反応者」の2群に分けられた。

「反応者」は注射後1時間で痛みが軽くなった人、「非反応者」は痛みがだんだん増していった人である。さらに1時間後、両群の患者にナロキソン（オピオイドの作用を阻害する物質）を注射した。(注38) 目的は、それによってプラセボ効果が消えるかどうかを確認するためだった。

結果は、「反応者」群の患者はナロキソンの注射後にプラセボ効果が少し薄れて痛みが増したが、「非反応」群の患者は少しも違いを感じなかった。こうして、プラセボ効果が体内のオピオイドの作用によるものであることが実証された。

モルヒネ実験では、注射液がモルヒネだと関係者全員が信じたことで生まれた期待が、患者の身体に生物学的な変化をもたらした。具体的には、痛みが軽減されることを期待して、身体が自らオピオイドを分泌したことが示された。けれどもその一方で、オピオイドの作用を遮断するナロキソンを使っても、プラセボ効果を完全に消すことはできず、期待によってこれとは別のシステムが活性化された可能性も示唆された。

それから数十年が過ぎた現在、体内の複数の神経伝達物質がプラセボによる痛みの軽減に関与していることが明らかになっている。例えば、イタリアの研究者は、痛みの緩和を期待することによって大麻に似た物質が分泌されることを発見した。(注39)

医学を学んだことのない人にとっては、身体がモルヒネや大麻のような物質を自分でつくり出すことは驚きであり、まるで体内に鎮痛剤を取りそろえた薬局があるように思うかもしれない。それは、ある意味で真実である。私たちの身体には、痛みの信号を自分で調節するためのリソースが、無限ではないが十分に備わっている。一般的に医薬品が身体に効くのは、体内でつくられる物質とよく似ているため、身体の調節作用が活性化され、治療効果が発揮されるからだ。

fMRIで映し出された快楽とワインへの期待

期待効果による身体の変化を調べる研究は、痛みに関してだけではない。本書の冒頭で高級ウイスキーの瓶に入った安酒を飲んで大満足した叔父の話をした。では、値段の高い酒と安い酒をテイスティングしたときの、脳の活動の違いを見ることはできるのだろうか。

実際のところ簡単とは言えないが、数人の研究者がそれに成功している。ドイツのボンで、fMRIの中でワインのテイスティングをしてくれる赤ワイン好きの人を募集した。(注40) 狭い装置の中で身体を固定されたまま試飲するのは大変難しそうだが、研究者たちは特製の「ワイン注入機」を作製し、被験者には細いチューブを口にくわえてもらい、そこに少量のワインを流し込めるようにした。

被験者は試飲前に毎回、そのワインが3ユーロ、6ユーロ、18ユーロのどれであるかを示す値札を見せられる。その後、被験者の口にワインが送り込まれ、飲み込む前に8秒間、舌を動かし口の中で転がしながら十分味わうよう指示を受けた。そうすることで、味を正しく評価する時間を確保できる。実は、被験者に提示した値段に関係なく、チューブを流れてくるのは毎回同じワインだった。実験中、被験者の脳の活動を測定した。

残念ながら、被験者はワインを口の中で転がす際に頭を動かしすぎたためほぼ半数の脳画像は使えなかったが、30人分の脳画像は確保できた。分析の結果は、高い値札をつけたほうが、同じワインに安い値段をつけて提示した場合よりも、被験者は大きな喜びを感じていることが分かった。同時に、「高い」と思っているワインを飲んだときのほうが、脳の報酬系が活発になっていることも確認できた。

高級ワインを飲んだときやゲームに勝ったときなど、人は大きな喜びを感じるとき、脳内では報酬系の活動が活発化する。このとき、快楽に関連する神経伝達物質であるドーパミンの放出が増加する。麻薬が人工的な快楽をつくり出すのと同じように、「好きだ」と認識していることを楽しむとき、身体は自然とドーパミンを放出する。このドイツのワイン実験では、自分が飲むワインに価値を見いだすことで期待が生まれ、脳の報酬系の神経細胞が活性化することが示された。また他の研究では、嗅覚(注41)と視覚(注42)も同様に期待感の影響を受け、その人の感じ方が変化するだけでなく、脳内の測定可能な生物学的反応にも変化が生じることが分かっている。

言葉による説明は期待を生み出し、私たちの経験の一部を形成することもある。それは広告が得意とするところだ。英オックスフォード大学の研究者は、実験室で人工的につくった匂いを「チェダーチーズ」または「体臭」として提示したとき、嗅いだ人の脳内で何が起こるかを調べる実験をした。

結果は、同じ物質なのに被験者は「体臭」のほうが「チェダーチーズ」より不快に感じた。また、こうした被験者の主観だけでなく、脳の嗅覚中枢で活動の変化も観察された。つまり、嗅覚をコントロールする器官は、明らかに期待による影響を受けている。

言い換えれば、私たちの身体は感覚器から届いた刺激に常に同じように反応するわけではなく、同じ匂いでもどう説明されるかによってまったく違う印象を受けることがある。ヴェリング［スウェーデン製ベビーフードで、オートミールのお粥］とオーツミルクの違いはその一例だ。この二つの原材料はほぼ同じだが、一方は離乳食、もう一方はコーヒー用ミルクの代用品として人気上昇中の商品であり、紹介される文脈によって異なる広告表現が使われる。もしコーヒーに、赤ちゃん用のお粥を入れたらどんな味がするのだろうか。

ミルクセーキにだまされる

今日、食べ物と健康の関係についての関心が非常に高まっているが、一方では世界の多くの人が肥満に悩んでいる。不健康な食習慣や運動不足は深刻な問題を引き起こし、人類に苦しみをもたらしている。

その解決策ははっきり分かっているのに、どうしてそれを実行するのは難しいのだろうか。不健康な食事を減らし、より多く運動することに、高度な知識や技術は必要ない。それなのに、なぜ私たちは、不健康な生活を続けているのか。その答えは、人の心理は複雑であり、空腹と満腹の調整という一見単純に思えることに、実は脳と身体のさまざまな部分が関与する複雑なメカニズムがあるためだ。

減量を試みたことがある人なら、「甘いものを食べない」という簡単なルールを守るのがどれだけ難しいか、よく知っているだろう。意志も知識もあるのに、なぜかうまくいかない。不健康な生活習慣の問題を理解するための良い出発点は、期待の役割に注目することだ。

スタンフォード大学の気鋭の心理学者アリア・クラムは、食と健康と心理についての講義で聴衆を魅了する。彼女は、期待が満腹感にどう影響するか、さらには期待が食習慣にどんなプラスの影響を与えるかを研究している。

被験者に2種類のラベルを貼ったミルクセーキを飲ませた彼女の研究は大きな注目を集めた。[注43] 被験者は空腹であることが前提であり、実験前に朝食をとってはいけないと指示されていた。1種類目のミルクセーキは「センシシェイク（「賢いドリンク」という意味）」と名づけられ、明るいパステル調のラベルにはいかに低カロリーであるかが書かれていた。もう1種類のほうは「インダルジェンス（「免罪符」という意味）と名づけられ、別の日に行われた実験で使用された。ラベルには「デカダンス（退廃）こそ甘美」というコピーとともにクリーミーで大きなデザートの写真があり、高カロリーであることを示す情報も載っていた。実は、この2種類はまったく同じ飲み物だった。

こうして被験者をだます目的は、栄養成分について異なる期待を抱かせ、それが被験者の心理学的、生理的反応にどんな影響を与えるかを見るためだ。実験の結果、ミルクセーキに含まれるカロリー量の認識が、飲んだ後の満腹感に影響を与えることが分かった。被験者は、高カロリーと表示されたミルクセーキを飲んだ後のほうが、期待感のせいで低カロリー表示のものより満腹感を覚え、高カロリー表示のほうが低カロリー表示のものよりもおいしいと感じていた。

この研究で最も興味深いのは、2種類の表示の違いによって、グレリンと呼ばれる食欲を刺激するホルモンの反応が異なったことだ。人は空腹になると胃から血液中にグレリンの分泌が促進され、「おなかがすいたから食べよう」という信号を脳に送る。食事をして空腹が満たされるとグレリンの値が下がり、満腹感を覚える。

ミルクセーキ実験では、被験者が飲み物を摂取する前、摂取中、摂取後に、グレリンの値を測定した。飲んだのは同じカロリーのものだったが、被験者が「デカダンス」ラベルのミルクセーキを飲んだときのほうが、グレリン値は下がった。このように、食品のカロリーの高さを期待しただけで、低カロリーを期待するよりも生物学的により大きな満腹反応を示すことが明らかになった。

健康に良い食べ物を望んでいるのか？

ニセ表示のミルクセーキ実験は、食欲と期待に関するいくつかの問いに答えてくれたが、同時に新しい疑問も湧く。「健康的な食事は、身体の反応に逆らうことなのか？」「健康的で低カロリーの食事をしようと努力すると、期待と食欲ホルモンであるグレリンに目的を阻まれてしまうのか？」「期待効果は、健康的な食生活や生活習慣に取り組もうとする人を妨害するのか？」

アリア・クラムと研究チームは、研究室の外の現実社会で、ヘルシーな食品に「デカダンス」ラベルを貼り、期待効果が人々の食習慣にプラスの影響を与えるかどうかを検証するという奇抜なアイデアを追跡研究として実施することにした。

米国のある大学から、秋学期の間、学生食堂のメニューに記載された野菜の説明を自由に変えていいという許可をもらった。そこで、メニューにある野菜料理に

「低カロリー」または「やみつきのおいしさ」と表記し、約2万8000人の学生がどんな選択をするかを分析した。結果は「やみつきのおいしさ」を選ぶ学生が多かった。しかも、少しだけ罪悪感を誘いそうなこのうたい文句にしたことで、食堂で出される野菜の総量は以前よりも増加した。つまり、食べ物の見せ方を少し工夫するだけで、学生たちは健康的な食事をするように変わったわけだ。

言い換えれば、研究者は一種のリバースサイコロジー〔言われたことと反対の行為をしたくなる心理〕を応用し、人々に不健康な食事をしていると思わせて、健康的な食事をするよう誘導したのである。何だか世の中の真理に背くような話だが、私たちが思っているほど人は合理的ではない。もし人々に健康的な食事をさせたいなら、何が健康的かを理性に訴えるよりも、不健康な食べ物に使う表現（例えば「禁断の味」）を使って、健康的な食べ物への欲求をつくり出す必要がある。

アリア・クラムによると私たちはメニューを見るとき、行間を読んでいるという。メニューにヘルシーと書かれていると、「それほどおいしくない」「おなかが満たされない」という印象を持ってしまう。健康的な食事が犠牲のうえに成り立っているとしたら、肥満と不健康が増加するのも無理はないだろう。非論理的な話に聞こえるかもしれないが、こうした矛盾は人間がいかに複雑であり、健康促進の効果を予測することがいかに難しいかを物語っている。また、身体の機能の多くが非常に柔軟であり、痛みや肥満など現代社会が抱える健康上の大きな問題の背景に期待感があることは、とても興味深い。

薬物の摂取に頼らなくても、期待によって体内のオピオイドなどを放出させることが可能なため、そこに大きな可能性を見いだす人たちもいる。それは、とても自然な形での治癒につながる道と言えるが、この洞察を行動に移すのは簡単ではない。なぜなら、期待効果はコントロールしたり、必要なときに引き出したりするのが難しいからだ。だからこそ、期待効果に関する最新の知識を、私たちの健康や診療における具体的なメリットに変えていくことが今後の大きな課題だ。

記憶や思考は身体をどう変えるか？

これまで見てきたように、期待は身体と心の間の架け橋になる。ただし、期待はポジティブにもネガティブにも、身体と心に影響を与える。例えば、人は危険を察知すると恐怖（心理的反応）を感じ、脈拍（身体的反応）が速くなる。

何年も前に、私の同僚で友人の男性が、ストックホルムにあるカロリンスカ研究所付近の道で車にひかれた。事故に遭ったのは10年以上前だが、今でも彼はその場所を通るたびに心臓の鼓動が激しくなると話してくれた。「不思議なのは、事故について考えながら歩いているわけじゃないのに、私がひかれたカーブに近づくと、身体が勝手に反応するのに気がつく」と彼は言う。

もし、事故現場に近づくその友人に測定機器をつけたら、心拍数と手のひらの発汗量が上昇するのが見られるだろう。

心理的なプロセスは身体の生理的な機能に影響を及ぼす（その逆も起こる）。私たちの記憶、考え、感情は脳でつくられ、脳は中枢神経系の司令塔であるため、私たちの思考は神経系にコントロールされている身体機能に影響を与える。

心臓の鼓動、呼吸、発汗は交感神経と呼ばれる自律神経系の一部によって制御されており、交感神経は思考プロセスと密接に関係している。また、免疫やホルモンの働きも脳の機能に深く関わっており、そのため期待がさまざまな身体の機能に影響する。

猫と泥棒――二つの身体反応

人里離れた田舎の一軒家に、独りで住んでいる状況を想像してほしい。夜中、ベッドで寝ていると、突然ベランダのほうから大きな音がして目が覚めた。ガシャン！　この音を聞いて真っ先に思い浮かべたことに対して、身体はさまざまな反応をするだろう。例えば、「誰かが家に押し入り、斧を持ってこっちに向かっている！」と考えると、心拍数が上がり、手のひらには汗がにじみ、呼吸が速くなるという生理的反応が起きる。そのときの身体の状態を検査機器で測定できたなら、副腎から大量のアドレナリンが分泌されていることが確認できるだろう。

それでは同じ音を聞いて、真っ先に考えたのが「ああ、また猫が窓際の鉢植えをひっくり返した」だったらどうだろうか。身体に目立った変化はなく、再び眠りにつくに違いない。

この例から分かるのは、私たちの思考は身体機能に大きな影響を与え、ある出来事への身体反応は、その出来事をどう解釈するかによって決まるということだ。思考と感情は基本的に脳内の生物学的プロセスであり、その他の身体の機能と相互に作用している。危険な侵入者への恐怖は、次にできるだけ早く逃げるか戦えるようにするための身体反応を引き起こす。これは危険な状況で生き残る確率を高めるためのもので、「闘争・逃走反応」と呼ばれている。(注44)

二元論

心と身体を統合的《ホリスティック》に捉える考え方は、それぞれを独立の存在とする二元論的な見方とは真逆だ。二元論的な見方はかなり古い時代のものだが、人間の思考が身体機能に測定可能な影響を与えることを受け入れられない人々の間では、今なお残っている。また、「肉体と精神（ボディー・アンド・ソウル）」という表現があるように、二元論的な見方は言葉としても生き続けている。

ホリスティックな観点では、脳も身体の一部であることをより明確にする。しかし、思考や期待が身体にどんな影響を及ぼすかについて話す際には、二元論的になりがちだ。私たちはよく心理学的プロセスや身体的プロセスについて話をする。このような古典的な心と身体の区分は、実際には正しくないのだが、私たちの意識が身体の機能にどんな影響を与えるかを理解するのには役立つ。

期待効果の存在は、私たちの思考が本質的には神経系や免疫系を介した生物学的なプロセスであり、身体の機能と相互作用していることを思い起こさせる。その意味で、人間は生物学的な共生をなしていると言える。だが、人は孤立して生きているわけではなく、ジョージ・L・エンゲルが発表した「生物心理社会モデル」は、私たちを取り巻く社会や文化の影響から逃れられないことを指摘している。(注45)

社会的とは、孤独の中で生きるか、それとも支えてくれる人たちとの親密な関係の中で生きるか、ということだ。豊かな人間関係や社会的支援は多くの場合、健康にプラスの影響を与える。文化的とは、自分が暮らしている社会が健康にどんな影響を及ぼしているかを指す。例えば、自分の暮らす社会やその文化規範は、精神疾患や心血管疾患になるリスクにどんな影響を与えているのだろうか。

期待効果はすべての人に生じるのか？

1950年代半ば、医学界で薬のプラセボ対照試験が一般的になってきたころは、プラセボ治療に高い確率でポジティブに反応しやすいタイプの人、つまりプラセボ特性のある人がいると思われていた。プラセボ治療を受けた人のうち、期待効果を示すのは一定割合の人に限られるとされ、プラセボ反応に特別な傾向を持つタイプの人がいる可能性が高いと考えられていたのだ。

プラセボ効果の発見者として知られる前述のヘンリー・ビーチャーは、プラセボ治療を受けた1000人以上の患者を分析し、約3分の1の痛みが軽減したと報告した。1955年にその結果を発表して以来、人口の3分の1はプラセボ治療がよく効く「プラセボ反応者」であるという誤った説が広まってしまった。

その後の数十年間、プラセボに反応しやすい人の特質を特定しようと多大な努力が費やされたが、それを確立することはできなかった。一般に楽観的な人ほどプラセボによく反応する傾向はあるものの、学術研究からは明確な答えが得られていない。一つの大きな問題は、ある実験でプラセボに反応した人が、別の実験でも反応するとは限らないことだった。

つまり、ビーチャーの研究でプラセボに反応した3分の1の人が、次の実験でも反応するとは言い切れない。プラセボに反応するかどうかは、その人固有の特質ではないようだ。治療法の違いによって異なる反応を示すのは、被験者が治療に対して抱いている期待が治療法ごとに異なるからである。例えば、痛みの治療ではプラセボ薬にポジティブな反応を示すかもしれないが、プラセボ鍼には無反応かもしれない。(注46)

プラセボ特性を見つけることに最も興味を持っているのは、おそらく製薬業界だろう。なぜなら新薬を発売するには国から承認を受ける必要があり、そのためには新薬にプラセボよりも優れた治療効果があることを証明するのが基本ルールだからだ。承認を得ようとする製薬企業にとっての問題の一つは、治療効果を検証する治験においてプラセボ対照群も高確率でポジティブな反応を示すことが多いため、新薬の効果が相対的に小さくなってしまうことだ。

プラセボに対する好反応は、新薬承認の邪魔になる。プラセボに反応しやすい人の特性を発見できれば、それに該当する人を事前に被験者から除外することが可能になり、新薬とプラセボの効果の差を大きくすることができる。これは簡単なことのように思えるが、現実はそうではない。

なぜなら、プラセボ効果はその人固有の特性以外のものに起因すると考える十分な根拠があるからだ（それについては後述する）。また、プラセボ反応時に体内で起きる変化が摂取した薬と相乗効果を発揮し、薬効が増幅されている可能性もある。

例えば、痛みの軽減への期待感からドーパミンを体内に放出する人が、内因性ドーパミンと薬の相乗効果により大きな鎮痛効果を発揮し、新薬の効果がより拡大している可能性が考えられる。もしプラセボに反応すると思われる人を排除したら、逆説的だが、新薬の効果がまったく期待外れになってしまうかもしれない。

プラセボ遺伝子

最新の遺伝子工学を使えば、期待効果の影響を受けやすい遺伝子や、遺伝子の組み合わせを見つけられるだろうか。もしそれが可能なら、遺伝子の観点からプラセボ効果を発揮しやすい人の特性が分かるかもしれない。これまでの研究は、そうした特性に関与する遺伝子ではなく、期待の結果、変化することが知られている体内の神経伝達物質に着目していた。(注47)(注48)例えば、ドーパミンを増やす薬を投与されたと考える人の脳内では、ドーパミンの分泌量が増加する。そこで、ドーパミン分泌に大きな影響力のある特定の遺伝子が注目され、この遺伝子の差異によって、異なるプラセボ反応が生じるかどうかが調べられるようになった。

今のところ、プラセボ特性に関与する遺伝子は見つかっていないが、脳の神経伝達物質の働きが今後さらに詳しく解明されていけば、それに関与する遺伝子が、その働きを誘引するプラセボ効果に影響を与えている可能性は高くなるだろう。

性格的なタイプからプラセボ特性を定義するのはほぼ不可能だが、遺伝子の違いによってプラセボへの反応のしやすさに差が出る可能性はある。本物の治療薬に対する反応に関しても、同様だ。近年、遺伝子とプラセボ効果に関する仮説が出されていて、今後、さらに解明が進むことが期待されている。(注49)この分野の研究はまさに進行中であり、数年以内に答えが出るかもしれない。

期待効果の限界はどこにあるか？

人の体内にはドーパミンやセロトニンといった神経伝達物質があり、プラセボ治療にポジティブに反応する人は、これらの物質が影響を与えている可能性がある。それでは、期待効果で病気を治すことはできるのだろうか。

この問いに答えるには、二つの異なる点を考慮する必要がある。一つは、期待によって身体に具体的な変化が起きるかどうか。つまり、主観的な感覚だけでなく、測定可能な身体の変化を観察できることである。これは、期待効果によって病気が治る可能性を示唆している。しかし、ほとんどの科学的証拠は、期待効果が病気を治すことはなく、症状を軽減することを指し示している（解熱剤など多くの薬を使った治療も同様）。これが二つ目の考慮点だ。プラセボ治療では腫瘍は小さくならないが、痛み、疲れ、吐き気といったがん治療に伴うつらい副作用の緩和に役立つ可能性がある。その結果、患者の治療を進めやすくなるかもしれない。

期待がもたらす変化には間違いなく限界があるが、症状が患者の主観的な感覚に基づくような場合、期待効果は最も顕著に現れる。どんな症状に対して期待効果が現れやすいかについては、これまで実施されてきたあらゆる医薬品試験を参考にして、プラセボを投与されている群と、何の治療も受けていない群を比較し、何が起きているかを調べればよい。数多くの研究を分析した結果、プラセボ効果は痛み、

吐き気、喘息、不安などに有効であることが分かっている。(注50)

これらの健康問題に共通しているのは、患者の主観的な感覚に基づいて症状が評価されるということだ。血液検査などのように、病気の状態を客観的に測定できる検査がない。したがって、ある治療法の効果を評価するには、何らかの変化を感じたかどうかを患者に聞かなければならない。

パブロフの犬と薔薇

プラセボは、免疫系の機能など自分では気づくことのできない身体機能（私たちはそれを「沈黙の身体機能」と呼ぶ）にも影響を与えることがある。明確に感じることができる痛みとは違って、免疫系がどんな状態なのかを感じることは不可能だ。

感染症にかかったら免疫力が低下したせいだと推測はできるが、低下自体を感じることはできない。分かっているのは、沈黙の身体機能が期待から影響を受けるメカニズムは痛みや不安など自覚できる症状とは違うということだ。自覚できる症状であれば、医師や家族からの情報によって、治療が回復や改善につながるという希望的観測が期待として与えられる。しかし、免疫系など沈黙の身体機能の場合は、将来の回復している状況を想像することが難しい。そのため、沈黙の身体機能に期待効果を発揮させるには、条件づけのような何らかの連想学習が必要だ。

条件づけはロシアの生理学者イワン・パブロフ（1849〜1936年）によって初めて提唱された学習の基本的な形態だ。彼は犬に「ベル音が鳴ったら食べ物が出てくる」と教えるため、音を聞かせてから犬に餌を与えていた。その結果、犬はベル音を聞くだけで、よだれを垂らすようになった。この条件づけ（連想学習）は、医療現場やプラセボ研究において、薬の投与時などに観察することができる。

例えば、患者が青いモルヒネの錠剤を服用して痛みが軽くなることを何度も経験すると、その後服用する薬をモルヒネ錠と外見がそっくりなプラセボ錠に取り替えても、その関連性を学習（条件づけ）したことにより、痛みはある程度抑制される。

情報による期待と条件づけを完全に区別することはできない。実は、条件づけも期待の一種であるが、自分が何を期待しているかを意識する必要のないレベルのものだ。この二つの異なる種類の期待効果については、次章で詳しく述べる。

20世紀初めには、すでに脳と免疫系が密接に関係していることが知られていた。

薔薇に対するアレルギーを持つ人が造花の薔薇に近寄っただけでアレルギー反応を起こすことが観察され、免疫系が心理的プロセスの影響を受けることが明らかになった。パブロフの犬たちがドアのベル音で唾液を分泌するよう無意識のうちに条件づけされたように、薔薇アレルギーの人は薔薇が目に入るだけで条件反射を起こす。

その後、研究の積み重ねにより、免疫系は学習によってプラセボを与えられても免疫抑制剤の投与を受けたときと同じように反応することが分かった。(注51)薬に関する条件づけの学習効果には目を見張るものがある。ラットに心臓移植を行った後、生き延びられるようにするため独特の味と匂いのある免疫抑制剤を与えた実験がある。何度か薬を投与して学習させ、その後、薬の薬効成分だけを除いた同じ味と匂いの液体を与えた。すると、学習効果のおかげで、プラセボ薬を与えてもラットの免疫系はあたかも本物の薬を飲んだかのように反応した。プラセボ群の生存率は、本物の薬を投与し続けた治療群と同程度だった。(注52)

意識的であれ無意識的であれ、期待が私たちの生活でこれほど大きな役割を果たすことには、生存につながる深い理由がある。期待がなければこの世界はより困難なものになり、私たちは大きくて危険な金魚鉢の中で暮らす物覚えの悪い金魚のように、周囲の厳しい環境と対峙することになっただろう。自分の周囲の世界を理解し、次の曲がり角の先に何があるのかを予測する能力は、私たちの生存にとって極めて重要である。そして、治療から生じる期待効果もまたしかりだ。

新型コロナウイルスに対するプラセボ・ワクチン

新型コロナウイルスのワクチン集団接種の際、奇妙で恐ろしい事件がドイツ北部で起きた。ワクチンの注射を受けに接種会場を訪れた何千人もが、事実を知らされないままワクチンの代わりに生理食塩水を注射されていたのだ。(注53) それが発覚したとき、スタッフのミスと思われたが、現在では、ある看護師が意図的にワクチンを生理食塩水にすり替えたと考えられている。8000人以上が、知らないうちにワクチンではなく生理食塩水の注射、すなわちプラセボの注射を受けたことになる。

このニュースは、ドイツ国内で大問題になった。特に、ワクチンを接種してようやく自由に動けると思っていた高齢者や持病のある人が、危険にさらされることになったからだ。看護師がなぜワクチンを生理食塩水にすり替えたのかは分かっていないが、それは反ワクチン運動を背景にした一種のアクティビズムであり、意図的な犯行ではないかと疑われている。

この事件は恐ろしいが、プラセボ効果の限界に関する、ある重要なポイントを突いている。例えば、ワクチン接種を受けたから新型コロナウイルスの感染や重症化から守られると信じることに、何かプラスの効果はあるのか。プラセボ接種を受けた人は、接種によって生じた期待によって身体の防御機能が活性化され、何らかの防御効果の恩恵を受けたのだろうか。本物のワクチン接種を受けたのが誰で、ニセのワクチンを接種されたのが誰なのかは不明なため、ドイツの事件からこれらの問いの答えを見つけることはできない（この会場で接種した全員に、再接種の機会が与えられた）。

それとは別に、新型コロナ用ワクチンが実用化される前に、大規模なプラセボ対照試験が実施された(注54)。この治験では何千人もの被験者に本物のワクチンかプラセボがランダムに投与され、そこから明確な答えが得られた。それは、「プラセボ・ワクチンは、新型コロナの感染を防ぐことはできない」というものだ。

本物のワクチン接種群とプラセボ群の違いは非常に大きく、本物の接種群では95

パーセントの防御率を示した。注射を受けて数日は両群とも差がなかったが、約9日後に歴然とした違いが現れ、統計グラフが上下に分岐していった。本物の接種群では新規感染者が数人しか見つからなかったが、プラセボ群では接種前と同じペースで新規感染者が増え続けた。

しかし、ワクチンを打ったという思い込みが免疫力を高め、感染のリスクを低下させた可能性はないのだろうか。もしかしたら、プラセボ群の人たちは注射を打たなかった人たちよりも良い結果だったのではないか。

本物のワクチン接種群とプラセボ群に生じた統計的な差異を考えると、プラセボが本物のワクチンの効果を模倣できたという証拠はない。また、瞑想など身体の免疫力を高めるとされている他の方法も、感染リスクには影響を与えないと考えられる。それは、二つの理由がある。

第一に、期待によって影響を受ける身体機能は限定されている。新型コロナウイルスによってもたらされる苦しみは脳のプロセスとは関係がないため、期待に影響されることがない。第二に、期待によって生み出される身体機能の変化の大きさには限度がある。期待が免疫系に影響を与えることは知られているが、予防接種という文脈での期待は、ウイルスから身を守れるほどの強い効果を発揮するとは考えにくい。期待から大きな影響を受けたのは、注射後（特に初回）の副反応だった。本物のワクチン接種群もプラセボ群も、疲労感、頭痛、下痢、筋肉痛などの症状が同程度に報告された。つまり、ワクチン接種には明らかなノセボ効果があったのだ。

このことは、神経系が直接支配する症状がいかに期待によって左右されるかをあらためて証明した。また、ワクチン接種によって経験するネガティブな影響の多くは、期待や身体的症状への関心の高まりに起因することも示された。

6

心理メカニズムと学習

本物の治療を受けているという錯覚が、症状の改善をもたらすのはなぜだろうか。前章では、期待によって実際に起きる身体の生物学的変化を見てきた。だが期待はどのように生まれるのだろうか。その答えに迫るには、心理学の「学習理論」と呼ばれる分野を掘り下げる必要がある。

すべての期待効果に共通するのは、それが何らかの学習の結果であるということだ。学習は、自身の体験を通じて、または他人を観察することによって行われる。期待効果を生み出す可能性のある学習のタイプは、説明による学習、社会的学習、連想学習の三つだ。

痛みを軽減する説明と鎮痛効果のあるワセリン

学習と聞くと新しいことを学ぶ場を連想し、学校を思い浮かべる人が多いかもしれない。学校では、教師から教えられたり、教科書を読んで知識を得たりして学習する。例えば「強力な酸は皮膚を傷つける」という情報は、実際に見たり体験したりしなくても文章による説明を読んで学ぶことができる。このように、「説明によって学ぶこと」と、実際に体験して学ぶこととは違う。

学習の場は学校だけではない。健康や病気については医師から話を聞いたり、本や新聞、ウェブサイトなどから多くの情報を得たりすることができる。その過程で期待感が生まれ、それが自身の健康に影響を及ぼす可能性がある。

実験室の中で期待効果を研究するのに、説明による学習を用いることもできる。例えば、ワセリンが入った二つの瓶を用意し、一方は鎮痛効果のある軟膏、もう一方は普通のワセリンだと被験者に伝える。瓶は同じものでラベルは貼っていない。実験では被験者の期待を膨らませるため、鎮痛効果のある軟膏がどう作用するかについてもう少し詳しく説明することが多い。その後、被験者の皮膚に熱を与え、そこで生じる痛みの緩和に二つの軟膏がどの程度効くかを試してもらう。医薬品の軟膏と説明されたワセリンに鎮痛効果があると判明した場合、その作用は最初の説明やプレゼンテーションによって引き起こされた可能性が高い。

このような学習は、文字情報や記号、絵などを使っても効果的だ。言葉を一切使わず、小さなイラストを使って期待できる治療効果を表現することもある。これも説明による学習と言える。

百聞は一見にしかず

説明は、言葉や記号を通じて相手に期待を抱かせる。では実際のところ、人の期待のどの程度がそうした学習によって生まれるのだろうか。また、それ以外の方法は期待をどのくらいもたらすのか。

言葉によるコミュニケーションは、学習のごく一部にすぎないことを示す証拠がたくさんある。例えば、ある青年が頻繁に起きる腹痛に悩み医療機関にかかったとする。診察の結果、医師は4週間分の薬を処方したが、青年はその薬の名前を聞いたことがない。ここで注目すべきは、患者は医師と面談した後、症状がどのくらい良くなることを期待しているかだ。

もちろん、その患者がそれまでに経験してきた医師の診療や薬、腹痛の状況など、考慮すべき要素はあるだろう。しかし、事例を分かりやすくするためそうした要素を除外し、青年が今回、医師の診察を受け、処方された薬の鎮痛作用に関する説明を受けたことに焦点を絞ろう。

薬を処方する医師のほとんどは、なぜその薬が治療に適しているのかについて説明する。例えばこんな感じだ。「このような腹痛が起きた場合、オメプラゾールを4週間服用すると楽になりますよ。それで様子を見ましょうか。もし症状が改善しないときは、またご相談ください」。青年は医師からこう言われたとしよう。情報が少なすぎて、薬がどのように作用するのかなどは、医師の説明からは分からない。健康に問題を抱えて医療機関にかかったとき、こうしたことはよくある。そこで情報が少ない分、私たちは行間を読もうとする。そこには、医師の声のトーン、アイコンタクト、ボディーランゲージなども含まれる。医師自身の治療薬に対する期待が無意識のうちに現れ、青年に期待をもたらすかもしれない。他人の行動から学ぶことを「社会的学習」と言う。

私たちは、他人から学ぶことによっても期待を抱く。つまり、社会的学習は、相手を観察することによって行う。例えば、親が別れ際に手を振る姿を見て、子どもは教えられなくてもさよならの仕方を学ぶ。これは、幼い子どもが新しいことを学ぶための最も重要な方法だ。子どもは身近な人を観察することで、言葉がまだ話せず自身で体験していなくても、何が危険で何を触ると痛いのか、どんなものがおいしいかを学んでいる。実は、この「モデル学習」と呼ばれる方法を使っているのは子どもだけではない。これは私たち人間（や他の動物）にとって、社会になじみ、危険な状況を回避するための基本的な学習方法である。モデル学習が期待効果の研究において注目を浴びるようになったのは、ごく最近のことだ。

イタリアのトリノ大学では、期待とプラセボに関するさまざまな研究が行われている。ファブリツィオ・ベネデッティ［トリノ大学医学部の神経科学者］とルアナ・コロッカ［メリーランド大学准教授］が主導した研究では、ボランティアの被験者グループの一つが、手の甲に加えられた痛み刺激が緩和される体験をした。被験者の中指に痛みの鎮静作用のある電気パルスを送るための電極（実はニセ電極）が取りつけられ、緑のライトがつくと電極が作動し、赤いライトがつくと停止すると伝えられた。実際には、緑のライト点灯時に手の甲の痛み刺激が少し弱められた。つまり、緑のライト点灯で痛みが弱まると条件づけされた。もう一つの被験者グループは、ある人物［博士課程の学生］に同様のセッティングをして、赤いライトがつくと痛がり、緑のライトがつくと痛みが和らぐ様子を観察した。(注55) 研究者はその人に、いかにも痛みの緩和効果があるように演じてほしいと事前に指示していた。

この研究の目的は、他人を観察することで期待効果を生み出せるかどうかを確認することだった。その後、両グループ［実体験グループと社会的学習グループ］で、緑のライトの点灯時［手の甲への痛み刺激は一定のまま変えなかった］に痛みの緩和効果があるかどうか検証してみたところ同等の結果が得られた。つまり、痛みの緩和に関する期待効果はおそらく、自身の経験でも他人を観察することでも生じる。

この実験では、第三のグループもあり、被験者は自分で痛みの緩和効果を経験することも、他人のそうした様子を見せられることもなく、この方法で痛みが緩和されるという口頭の説明のみを受けた。つまり説明による学習だ。このグループは、他の二つのグループに比べ緑のライト（プラセボ）による鎮痛効果が明らかに小さかった。つまり、期待はさほど大きくなかったと推測できる。

百聞は一見にしかずのことわざ通り、他人の痛みが和らぐ様子を見ることは、プラセボ効果を生み出すのに十分な体験だった。また、感じることは信じることでもある。自分が経験した痛みが和らぐ体験が、次の機会にもプラセボ効果を生む。けれども、ある治療法についての説明を聞くだけでは、少なくとも期待効果や痛みの軽減に関しては、それほど効果はないようだ。

スポーツについて述べた第3章では、２０１６年のオリンピックでパフォーマンス向上効果があるとされ、アスリート間で流行したカッピングについて触れた。この手法には科学的根拠がないものの、競技中の身体能力が高まることを期待してアスリートは利用した。期待が高まったのは社会的学習によるものだったと考えられる。カッピングは多くのメディアで肯定的に取り上げられたほか、マイケル・フェルプスのようなスーパースターが、カッピングのおかけで水泳のフォームにキレが出てきたとＳＮＳに投稿していた。

カッピングの実践者から指導を受けて学習するケースもあったとは思うが、アスリート同士が互いに刺激を受けていたことが動機として大きいはずだ。首に金メダルをかけ、全身に多数のカッピングの痕がついている水泳選手の姿を写真で見たほうが、1000の言葉より説得力がある。

条件づけされた期待とノンアルコールビール

三つ目の学習方法は、前章でパブロフの犬の例で説明した条件づけや連想学習だ。これは、身体的な経験から無意識のうちに原因と結果を関連づけるものだ。例えば、コーヒーを飲んだ後、身体が震えるようになれば、「コーヒー」で「身体が震える」と条件づけされる。震えはコーヒーに含まれるカフェインが原因だが、カフェインレスのコーヒーを飲んでも震えが生じることがあるのは、連想学習が起きているからだ。

パブロフの犬たちに起きたのもまさにこの現象だ。ベル音が鳴ったら食べ物が出てくると学習していたので、ベル音自体に反応してよだれを垂らすようになった。この事例から明らかなのは、期待は意識的な思考である必要はなく、犬たちは「べル音が鳴ったからご飯が出てくる」と思ってよだれを流しているわけではない。反応は無意識的かつ反射的に起こる。私たちがレモンを食べると考えただけで、唾液が出てくるのと同じだ。

条件づけのために刺激や無刺激を繰り返す実験は、これまで数えきれないほど行われてきた。前章では、薬液の入った水を飲ませたラットの実験を取り上げた。ラットにはその後、薬効成分を抜いたプラセボの水が与えられたが、薬を与えたときのような治療効果を示した。それは時間の経過とともに、薬液と同じ味と匂いを、特定の身体機能と結びつけることを学習したからである。

私はノンアルコールビールを飲むとき、条件づけのパワーを実感する。ビールの匂いと味は、酔うことを連想させやすい。だから、飲んでいて、これは本当にノンアルコールなのかと瓶のラベルを確認したり、工場で間違ったラベルが貼られたのではないかと疑ったりするくらい、本物のビールっぽさを感じることがある。

条件づけと学習の間に高い壁はない

多くの場合、条件づけと説明による学習は対照的で、条件づけ学習は「ボトムアップ」、説明による学習は「トップダウン」で、まったく別の学習プロセスと考えられている。コーヒーと震えの例では、カフェインは震えを引き起こす可能性があると医師から教えられることが説明による学習だ。この説明によって、コーヒーが震えを引き起こすという意識が生まれ、カフェインレス・コーヒーであっても身体がコーヒーに反応する。脳のプロセスで言えば、この学習は「トップダウン」で行われる。

一方、条件づけの場合は、何の説明もなく濃いコーヒーを飲むと身体が震えることを体験し、二つのことが関連づけられた後は、カフェインレスのコーヒーを飲んでも同じ反応が自動的に起こる。このタイプの学習は意識的な期待からではなく、繰り返される経験から生まれるため「ボトムアップ」の学習と呼ばれる。

しかし、この二つの学習の間には明確な境界線があるわけではなく、互いに作用し合っていることを多くの研究が示している。アービング・カーシュ〔米国の心理学者〕とガイ・モントゴメリー〔同〕による画期的な研究では、条件づけと意識的な期待の区分をなくすため、説明と条件づけを異なる方向に向かわせ、二つが互いに影響し合うかどうかを確かめた。(注56)

具体的には、被験者に痛みをあまり感じないように条件づけをするとともに、説明では痛みが増すだろうと伝え、効果を確認した。その結果、説明は条件づけに影響を及ぼす可能性があることが分かった。これらの興味深い結果は、条件づけとは何かという新たな理解につながった。つまり条件づけとは、単なる反射的な身体反応以上のものということだ。

意識的な期待と条件づけられた反応の相互作用を調べていくと、反射的な学習と言葉による説明がそれぞれ独立しているという考え方に矛盾が生じ始める。したがって、条件づけと説明による学習は、社会的学習も含めて互いに関連し合い、私たちの健康や治療に対する反応を形成すると考えるべきだろう。

医師・患者関係、手術室、値段などが期待に与える影響

人間同士の信頼関係が期待に影響を及ぼすことは、驚くに当たらないだろう。これは直接的には学習ではなく、2人の間の一種の絆が期待の強さに影響を与えるということだ。医療の現場では、アライアンス（協力関係）または医師・患者関係と呼ばれている（本書の冒頭ですでに触れた）。

薬を処方する医師に大きな信頼があれば、その薬についての情報が乏しくても、患者側には治療に対するポジティブな期待感が生まれる。医師の説明や言葉数が少なかったとしても、症状は良くなるという願いや期待がボディーランゲージや行間を読むことなどを通じて患者に伝われば、それが直接的に大きなプラス効果につながる可能性がある。

また、良好な医師・患者関係は、間接的な健康効果をもたらす可能性もある。患者が治療に前向きになる、症状を正直に話す、勧められた検査や処方に素直に従うなど、さまざまな効果が期待できる。

例えば、外科手術を受けることは単なる身体的な処置ではなく、希望や期待といった心理的なプロセスに影響を及ぼす。身体への負担を強いる侵襲的な治療、つまり切開したり体内に医療器具を挿入したりすることは、期待効果の拡大と深い関係性があるという科学的証拠がある。本書でもすでに触れているが、私はこれを「大砲」と呼んでいる。この表現は、私たち人間はリスクが高く、より多くのリソースを必要とする治療法であれば、より効果的だと思いがちなことを指している。

つまり大砲とは、医療機関が特定の病気を治療する際の最強の武器を意味する。手術やそれと類似の治療法が大砲と見なされるのには、いくつかの理由がある。一つ目の理由は、自宅で薬を飲むのとは違ってこうした治療は病院で行われるから。もう一つの理由は、手術には多くの医療従事者が関わるため、高度な医療というイメージが強調されるからだ。外科手術の実施までには、患者は何度も診察や検査を受ける。手術の準備が整えられ、患者はガウンに着替え、場合によっては麻酔薬を打たれるという非常に大がかりなプロセスが必要だ。手術が人生の一大イベントになる場合も多く、手術室の内部はこれまでに見たこともないような異世界が広がる。さらに手術後も、アフターケアや術後観察など、医療従事者との接触が広範囲にわたる。

侵襲的治療には、まだあまり研究されていない側面がある。手術によって身体に傷跡が残るため、患者はそれを見るたびに処置を受けたことを思い出す。カッピングによって肌に痕ができたときと同じように、外科手術の傷跡は大きな期待をあらためて患者に思い出させる。

大砲の効果と密接に関係するのは治療費だ。高価な商品が大きな期待感を生み出すことを示す研究はいくつもある。高いワインのほうがおいしいと期待するのと同じメカニズムかもしれない。商品の価格は、私たちがその商品の品質をどう評価するかに影響することが経済学の研究で実証されている。(注57)同じことが、症状の改善が期待されている医薬品にも当てはまる。(注58)鎮痛薬の価格が人の期待感に影響し、鎮痛効果が変わることを示した研究がある。(注59)

複数の実験では、高価格と低価格の鎮痛薬を被験者に投与し、効果を比較した。実はどちらもプラセボの薬であり、実験の真の狙いは、二つの異なる値段が患者の反応にどんな影響を与えるかを比較することだった。ほとんどの場合、高価格の薬のほうが低価格の薬よりも高い鎮痛効果をもたらす。同じ成分で低価格のジェネリック薬があっても、高価格の薬のほうが患者や医師に人気があるのは、それが理由だろう。

有名なブランドの薬から低価格のジェネリック薬に変更した場合、多くの患者が薬の効果が低下したと感じるという。効果の一部は名称、価格、パッケージと結びついているのだ。

では、薬の効果を最大にするため、価格を上げ、宣伝をどんどん増やすべきなのだろうか。私はそれよりも、低価格のジェネリック医薬品に対して人が抱くネガティブな期待から生じるマイナス効果、つまりノセボ効果を減らすように努力すべきだと思う。

3段式ロケット

プラセボ群の症状の改善はすべて期待によるものだと思われがちだが、身体が備えている自然治癒力などによっても改善する。それは自然経過（自然変動）と呼ばれ、本物の薬（実薬）やプラセボを与えられていない患者が回復することを意味す

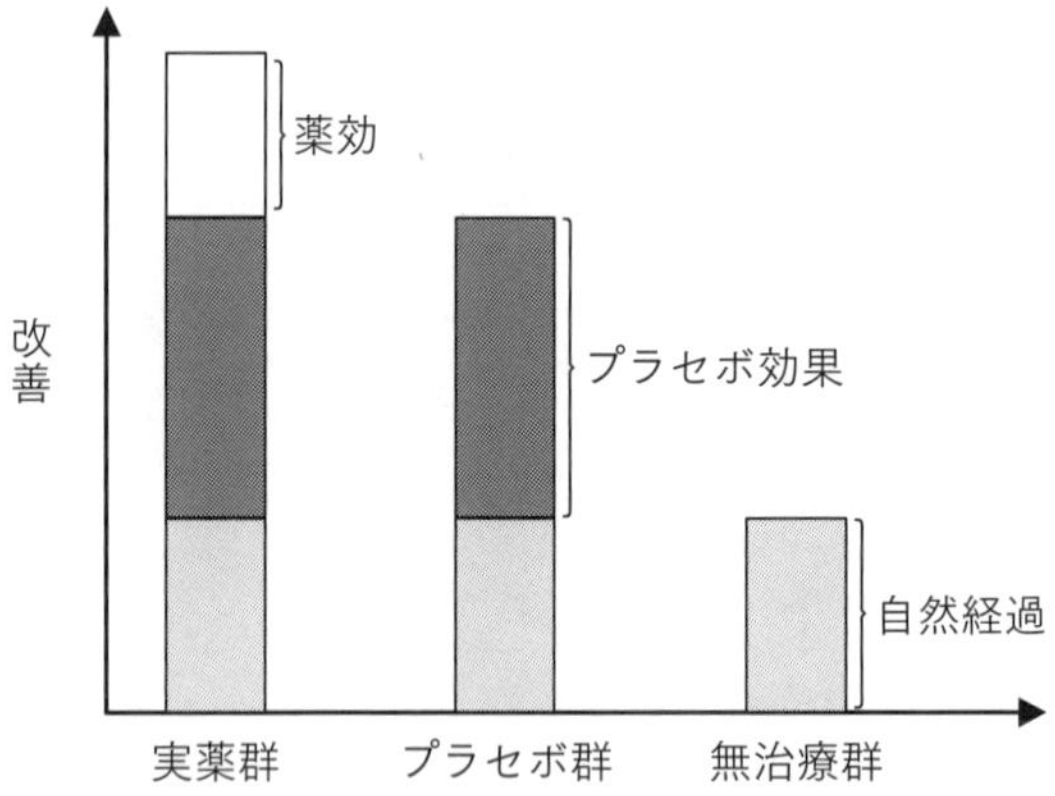

3段式ロケット：治療薬の有効成分の効果、プラセボ効果、自然経過。通常、薬物群では、全体の改善を「治療反応」と呼び、このうち薬の有効成分に起因する改善部分が「薬効」だ。プラセボ群についても同様で、全体の改善を「プラセボ反応」と呼び、自然経過による回復を除いた部分が「プラセボ効果」となる。図には、本物の治療にもプラセボの要素が含まれており、薬の有効成分に起因するのは治療効果全体のごく一部にすぎないことが明確に示されている。

る。ある薬がなぜ効くのかを調べるには、治療薬の有効成分の効果や希望と期待による効果、そして自然経過の三つをそれぞれ調べる必要がある。

例として、1年間にわたる腰痛の薬物治療の対照試験を考えてみよう。被験者は、実薬群、プラセボ群、無治療群の三つのグループに分けられる。試験中の1年間に、無治療群の患者を含めすべてのグループに何らかの改善が見られるだろう。腰痛をはじめ病気の症状の多くは時間とともに自然に回復することもあれば、自然経過の中で症状が現れたり消えたりしながら改善していく。したがって、実薬群とプラセボ群は自然経過の影響を受ける。つまり、すべての治療の効果は、自然経過、プラセボ、薬の有効成分を含む3段式ロケットであると言える。

扁桃炎からうつ病のような深刻な病気でも、自己治癒力が働く。そのため「無治療」の対照群を置かないと、時間の経過とともに起こる自然治癒を治療の効果として解釈してしまうおそれがある。また、プラセボ効果の場合は、全体の反応から自然経過による改善分を差し引くべきだ。これはノセボ効果にも当てはまる。ノセボ効果によって頭痛、吐き気、倦怠感といった症状はよく起きるが、治療の副作用として解釈されてしまうことがある。

ワクチン接種の場合、プラセボ薬の注射を受けた人にも倦怠感や下痢などの副反応が現れることを示す明確なデータがある。その原因は、これらの症状がワクチン接種に関係しているという関連づけとネガティブな期待が重なったためと考えられる。前述のように、新型コロナワクチンの治験でも、本物のワクチン群とプラセボ群の両方で倦怠感や頭痛が報告されている。

観察されると自然体でなくなる

被験者の症状を時間の経過とともに快方に向かわせる要因は、自然治癒以外にもある。研究への参加自体を「自分は重要なことをしている」と感じたり、希望が持てる状況にいると思ったりすることでポジティブな効果が得られることもある。肥満治療薬の実験では、被験者は自分が観察されていることを知っているので、実験の期間中、無意識のうちに食習慣や運動習慣を変えるかもしれない。例えば、定期的に体重を量り、食事や運動の記録をつけ、食べ物に気を遣うようになる。

健康問題に対して熱意や関心のある科学者との出会いは刺激となり、被験者の健康に良い影響を与える。それは期待効果とどう違うのだろうか。同じことではないのか。答えを一言で言うと「ノー」。研究に参加することによる変化は、期待効果と同じではない。

その違いをダイエット（減量）薬の研究で考えてみよう。実験期間は3カ月で、被験者は実薬群、プラセボ群、無治療群の三つに分かれ、開始前、中間、終了時の3回、体重を測定し、アンケートに答えた。

実験期間中は、すべての被験者が同じ測定を行い、医療スタッフと同じ頻度で面談した。3カ月後、参加者全員の体重が減少した。減少幅が最も大きかったのは実薬群で、その次がプラセボ群、最も少なかったのは無治療群だった。

無治療群にも体重の減少が見られたことから、研究への参加が減量に良い効果をもたらしたことは明らかだ。しかし、プラセボ群のほうが無治療群よりも体重の減少幅が大きかったことは、治療薬の効能への期待がプラスに働いた証拠だ。

観察対象になることにより人が変化する現象は「ホーソン効果」と呼ばれ、生きている動物や人間を対象とするすべての研究において、この効果が考慮されなければならない。1920年代、米イリノイ州のホーソン工場［ウェスタン・エレクトリック社の工場。ホーソンは立地していた町の旧称〕で、工場内の照明の明るさと生産性の関係を調べる実験をしたことがきっかけで、この名がついた。

この実験結果によると、生産性の向上と室内の明るさは関係がなく、労働者が観察されていると意識することにより生産性が向上することが分かった。明るさの違いでわずかな変化は生じるかもしれないが、最も重要な結論は、人は観察されていると大きく変わるということだ。

この事実は研究者を困難なジレンマに陥れる。なぜなら、研究されていると本人が分かった瞬間、観察したい自然な行動がその影響を受けてしまうからだ。人間と文化を研究しているある文化人類学者は、研究対象として選んだ村の子どもたちが文化人類学者ごっこを始めたことを冗談交じりに語った。人の自然な行動を研究することがいかに難しいかがよく分かるエピソードだ。

研究対象は完全に自然な状況にはなり得ないため、患者の自然な行動を知ることは不可能である（そもそも「自然」な行動というものがあるとすればの話だが）。ではこのジレンマを回避し、研究対象になっていると感じさせることなく人を研究することは可能なのだろうか。その答えはイエスでもあり、ノーでもある。

医学研究には、本人の許可なく研究対象にしてはならないという厳しい倫理指針がある。治療効果を評価するために使われている現在の標準的なモデルの改善策について、時折提案が出される。その一つは、コホートモデルと呼ばれるもので、大勢の人々に許可を得て、長期的（多くの場合何年間も）に健康状態を追跡し、時々連絡を取って症状について尋ねたりする。長く間を空けて質問に答えるだけなら、人々への影響も少なく、いわゆる自然な行動をより正確に把握できるという考え方だ。このような研究設計にすれば、臨床試験でプラセボ反応がしばしば見られる慢性痛やうつ病など、特定の病気が時間の経過とともにどう変化していくかを知ることができる。

ポジティブな答えのほうが言いやすい

実験の難しさに関して最後にもう一点、プラセボ治療を受けた患者が、実際には感じていないけれど、症状が改善したと申告する可能性は捨てきれない。これは社会的効果、または「社会的望ましさバイアス」と呼ばれる現象で、他人が喜ぶと思うことをしたり、言ったりすることだ。

社会的効果は、プラセボでも本物の薬でも、医療従事者が関与するあらゆるタイプの治療で起こり得る。しかし、社会的効果と期待効果は同じではない。いくつかの研究では、客観的な測定手法を用いてプラセボ治療を調べ、社会的効果を超えた変化があることを明確に示している。例えば、脊髄の神経細胞の活動を測定した実験では、痛みを軽減するプラセボ効果が大きいほど、神経細胞の活動が活性化することが確認された。また、体内のオピオイド受容体を遮断するとプラセボ効果が減少するという研究もある。

まとめると、少なくとも一部のプラセボによる治療効果は、患者が社会的状況をどう認識しているかとは無関係に、身体の機能に変化をもたらすことが研究で明らかになっている。

7

生き残るために脳は働く

不思議に思うかもしれないが、私たちは生まれつき自らの身体をだます能力を備えている。それはどうしてなのか。システムのバグや欠陥なのか、それともメンタルの弱さの表れなのだろうか。いずれもまったく違う。

期待効果の意味を理解するには、まず脳が一般的なレベルでどのように情報を処理しているかについて理解する必要がある。なぜなら期待効果は大なり小なり常に発生しており、それは弱みなどではなく、私たちの生存と幸福に重要な役割を担っているからだ。

脳は体験をつくり出す

脳は、人の意識と思考を司る器官だ。同時に、すべての感覚器官から信号を受け取りその情報を処理する。それによって、私たちは聞いたり、見たり、匂いを嗅いだり、味わったり、感じたりすることができる。匂いを感じるのは鼻ではなく、脳が鼻の神経細胞から送られてきた信号を受け取り、匂いという体験をつくり出した後、脳で匂いを感じる。

脳は人によって異なるため、同じ香りや味でも感じ方が違う。体内にある感覚細胞からの信号が脳に届くと、その人の思考や感情が過去の体験と融合し、千差万別の体験が生まれる。人の脳は柔軟性に富んでおり、最も基本的な体験でさえ、捉え方がそれぞれ異なる。それは他人の感覚との比較においてだけでなく、自分自身の体験も、置かれた状況によって異なる感じ方をする可能性がある。

このように脳は、入力された感覚に対して毎回同じ処理をするような、設定が固定された機械とはまったく違う。脳は常に適応しており、重要でない情報をふるい落としていく。そうしなければ、受け取る情報の多さに圧倒されてしまう。この能力は危機的な状況下で生き延びるために不可欠なだけでなく、日常生活をうまく送るためにも必要だ。

危険な状況下で、周囲の人の悲鳴を敏感にキャッチできるかどうかで、生存できるか否かが決まる。叫び声によって危険をいち早く察知できれば、自分の身を守れるかもしれない。しかし、スポーツ会場など、常に大声が響いている場所では、脳は叫び声を無視して、目の前の仕事に集中することができる。バスケットボールのコーチが、もし観客の大きな叫び声（危険と興奮の両方を表現する音）に気を取られていたら、優れた指揮官にはなれないだろう。

同じ原理が痛みにも当てはまる。その人が置かれている状況によって、脳が受け取る痛みの信号が大きくなったり小さくなったりして、痛みの感じ方が変わる。多くの場合、痛みは、身体が害にさらされたときに鳴るアラームの役目を果たす。身体を傷つけていることをやめさせ、ケガなどの痛みの原因にその人を対処させるため、発せられる信号は大きな不快感を伴う。例えば、火傷をしたとき、尖った石を踏んだとき、舌を強く噛んだときなど、単純なケガの場合がそれに当てはまる。

また、危険な状況ではないと分かっていても、痛みが生じることがある。タトゥーを入れるために、入れ墨師を前にして椅子に座っている場面を想像してみよう。針が何度も皮膚に刺さることで皮膚の痛覚の受容器が刺激され痛みが生じるが、コントロールされた状況であるため、それほど強くは感じないかもしれない。この痛みは一時的なもので、無害であると分かっている（しかも、出来上がりが楽しみでもある）ので、痛みを調節する脳の機能が、身体が危険にさらされているという本能的な感覚を打ち消すことができる。私たちが痛みの不快感を抱えて医療機関にかかるときのように、原因やいつ治まるかが分からずに不安を感じているのとは正反対の状況と言える。

頭部損傷の患者から脳機能を理解する

脳の画像診断技術が開発される以前、脳の研究は、頭部外傷などで脳に損傷を受けた人を観察し、一般の人とどう違うかを調べていた。脳のどの部分が傷ついているか大体分かっていれば、損傷後に変化した患者の行動とその部位を関連づけることができた。

こうした事例で最も有名なのは、１８４８年に米バーモント州で起きた爆発事故で奇跡的に一命を取り留めた鉄道技術者フィニアス・ゲージだ。(注60) 彼は事故で鉄の棒が頭に刺さって完全に突き抜け、左前頭葉の大部分を破損したが奇跡的に命は助かった。事故当時、ゲージは25歳だった。大量に出血し、事故直後に治療に当たった医師によると、目の前で脳の一部が脱落したという。

回復には何カ月もかかったが、１年後には健康を取り戻したように見えた。しかし彼の知人は、ゲージがもはや別人になったと感じたという。以前は頭が良く、バランス感覚に優れ、物事をきちんとこなす人で、行動力もあった。しかし、事故後のゲージは正反対だった。頼りがいがなく攻撃的になったと誰もが言った。酒浸りで言葉遣いが荒く、仕事や人づき合いがほとんどできなくなっていた。

その後、重度のてんかんを患うなど健康状態が悪化し、36歳の若さで亡くなった。死後、彼の脳は入念に調べられ、脳の前頭部に受けた大きな損傷が、彼の性格や意欲、合理的な判断力を変えたと推測された。

19世紀のフィニアス・ゲージの一件は、脳の働きと人間の行動の関連性を理解するうえで重要な役割を果たし、さらに神経学と心理学の境界において新しい考え方を喚起した。

ペンフィールドの電極実験

脳神経外科医ワイルダー・グレイヴス・ペンフィールド［カナダ・モントリオール神経科学研究所の創立者でもある］は、脳機能研究の先駆者として知られている。彼は1930年代から1940年代にかけて、頭蓋骨を開けて脳を露出させた状態で、大脳皮質の機能を調べる方法を開発した。(注61) その間、患者には意識があり、感情や感覚について話すことができた。ペンフィールドは、大脳皮質の神経細胞を刺激したとき、患者の行動がどのように変化するかを注意深く観察した。脳機能を研究するのにこれは非常にリスクの高い方法だ。そのためこのやり方は、重度のてんかんを治療するため手術が必要な場合など、非常に限られたケースで行われた。

このような手術をする場合、外科医は脳の重要な機能に損傷を与えないようにするため、処置する場所を正確に特定する必要がある。しかし、古い時代に行われていた脳手術は大きな苦痛を伴い、処置の結果、脳細胞が死んだり重要な機能が失われたりした人が大勢いた。中には、重度の知的障害を負ってしまった人もいる。

ペンフィールドは小さな道具を使って脳の表面に電気パルスを与えることで脳の特定部位を活性化させ、患者の脳の反応を確認し、手術する場所を決めていた。脳自体には痛みなどを感知するセンサーがないので、実験中に患者が痛みを感じることはなかった。脳の小さな領域に刺激を与え、そのたびに何を感じたかを患者に報告してもらった。例えば、大脳の運動野の中で手の動きに関係する部分を刺激すると、手がぴくぴくし始める。

こうしてペンフィールドは、脳の感覚中枢、運動中枢、言語中枢の正確な位置を突き止めたのだが、痛みを感じる特定の部位を見つけることはできなかった。脳のどこを刺激しても、痛みは生じなかった。人が痛みを感じるときに活性化される脳の領域が発見されるまでには、さらに半世紀を要した。

脳機能イメージング

1990年代半ば、脳の活動を画像化する機能的磁気共鳴画像法（fMRI）と陽電子放出断層撮影法（PET）という技術が開発され、脳に対する理解が飛躍的に進んだ。現在ではこうした方法のおかげで、脳のどの領域がどんな機能を果たし、どんな行動に関与しているか、脳損傷の場所の違いによってどんな問題が引き起こされるかなどが明らかになってきた。

では、最新の画像診断技術を使って脳を調べると何が分かるのか。暗い部屋のベッドに横たわり、硬質プラスチックでできた浮輪のような機械の中に頭を突っ込んでいる状態を想像してほしい。目の前にはディスプレーがあり、画像が次々と映し出される。大けがをしている子どものアップ画像のような痛々しいものもあれば、微笑んでいる美しい瞳の女性の画像など魅力的なものもある。画像を見た後、どの程度不快に感じたかを記入する。

室内には誰もおらず、聞こえるのは機械の音だけ。手元にはボタンボックスがあり、画面上のさまざまな回答の選択肢を見てそれを押す。非常に狭い装置の中に入っているため、手でボタンを押すこと以外は何もできない。

実験は30分程度。狭い空間の中、目の前に映像が表示されるためその影響を受けずにはいられず、強い感情が湧き心は揺れ動く。実験が終了したら照明がつき、機械から外に出て、機械の停止後、防音用ヘッドホンを外してもらう。このようにして、色々な感情を体験したときに生じる脳の活動を記録することができる。

ｆＭＲＩを使えば、さまざまな状況下で脳がどう活性化されるかを知ることができる。当然、そこには期待効果による活性化も含まれる。

程よく怖い状況

現在、ｆＭＲＩ検査は、身体の解剖学的な構造を画像化するために用いられる。ｆＭＲＩを使えば、身体の各部位や組織を精細に映し出し、脳に損傷部位や腫瘍があるかどうかなどを確認できる。

しかし、脳の活動を見るためｆＭＲＩを使うのは珍しく、そうした使い方はほぼ研究目的に限られる。研究においては、脳のさまざまな部分が活性化したときに画像が撮影され、それらが互いにどのように交信し、異なるネットワークを形成しているかを調べる。脳のどの領域が活性化するかは、装置内にいる人の心理的プロセスによって変化する。

私たち研究者の課題は、被験者がｆＭＲＩの中でリラックスした状態で、現実を反映するタスクをこなす状況をつくり出すことだ。例えば、恐怖を感じるとき脳内で何が起きているかを調べたい場合、怖い映像などを見せてｆＭＲＩに入っている人が実際に怯える状況をつくる。同時に、撮影時に頭が動くと脳画像がぼやけて使いものにならなくなるので、ｆＭＲＩ内では動かずにいてもらわなければならない。そのため、思わずのけぞるような怖すぎる画像は使えない。

ｆＭＲＩ内での痛みとプラセボ

私は、痛みを感じるときの脳の状態を調べるとき、特別仕様の装置を使うことが多い。実験に参加するボランティアの被験者は、ｆＭＲＩに入る前に、その人にとってどの程度の痛み刺激が適切かを徹底的にテストする。痛みについて研究しているので、被験者に痛みを感じてもらうのが目的だが、必要以上の痛みは与えないようにしている。人に苦痛を与えるのは問題だと思う人がいるかもしれないが、こうした実験は倫理審査委員会によって厳しく管理されており、実験の前に審査と承認を受ける必要がある。

熱で痛みを与える場合は、小型のヒートボックスを被験者の肌に貼りつけ、コンピューターで制御する。こうすることで被験者に一定の間隔で熱による痛みを与えられる。プラセボ効果によって痛みが緩和できるかを確認するには、プラセボ治療をしながら脳で何が起きているのかを見ればよいのだが、この実験には工夫が必要だ。被験者をｆＭＲＩに長時間閉じ込めるわけにはいかないので、鎮痛薬やプラセボ薬を服用したときに脳で何が起きているかをモニターするのは難しい。例えば、薬剤を直接血管に注射するような即効性のある方法のほうが調べやすい。

被験者の肌に痛みを伴う熱刺激を加えた後、鎮痛作用のあるクリームか、普通のスキンクリームを使用してもらう実験を考えてみよう。実は、どちらも普通のスキンクリームなのだが、「鎮痛作用がある」と説明を受けたクリームを塗ったときのほうが、痛みが和らいだと感じる被験者がいる。(注62) これはプラセボ反応であり、プラセボで痛みが減った人の脳の活動を測定すれば、期待効果が脳内でどのように表れるのかを調べることができる。

また、熱刺激を加えている部分のそばに偽の電気鍼を打ち、「鍼治療により痛みが軽減する」と説明するやり方もある。プラセボ効果をさらに高めるため、電気鍼がなぜ効くのかについて医学的に理にかなった説明をする。実験中は、電気鍼のスイッチを入れているか否かを被験者に伝え、それぞれの条件下における脳の状態を比較する。このようにして、患者が痛みの緩和を期待したときの脳の活性化プロセスを調べることができる。

プラセボ治療時の脳の活動とスウェーデンのブレークスルー

1990年代の終盤、期待効果に脳がどう関わりどんな役割を果たしているかは、ほとんど解明されていなかった。プラセボと脳に関する初期の研究は、痛みが軽くなる期待を抱くと体内の内因性オピオイド（モルヒネ様物質）が分泌されることを示した1970年代の実験（いわゆるモルヒネ研究）をベースにしていた。それらの研究では、期待効果を生物学的なプロセスと結びつけていたが、脳機能とは関連づけていなかった。

プラセボで痛みが緩和されたとき脳で何が起きているかを最初に明らかにしたのは、スウェーデンの研究だった。2002年、カロリンスカ研究所のマッティン・イングヴァルとプレドラグ・ペトロヴィッチを含む研究チームは、PETを使って、被験者がモルヒネを投与されたと思ったときに、脳内の痛みを制御する領域が活性化することを突き止めた。この研究の設計においては、細部まで考慮すべきことが多数あり、被験者と研究者のどちらにとっても骨の折れるものだった。研究者は、非常に強い鎮痛作用のあるレミフェンタニルというモルヒネに似た薬を用いて、ひじの内側にこの注射を打てば痛みが取れることを条件づけした。その目的は、できるだけ素早く痛みを取ることにより、参加者にポジティブな期待を抱かせ、注射と痛みの軽減を結びつけて考えるように仕向けることだった。この薬は非常に強力であり、PETの中で被験者がどう感じるかを注意深く観察する必要があった。

最初のレミフェンタニル注射の後、全員が2回目の注射を受けたが、このとき注射液は生理食塩水に置き換えられていた。注射器の形状はまったく同じなので、実験者はどの注射器に何が入っているか、どの脳画像が実薬（あるいはプラセボ）投与時のものかを記録しておくことが重要だった。この実験に参加した被験者は、普段から痛みに苦しんでいたわけではないので、皮膚に強い熱刺激を与えて痛みを人工的につくり出す必要があった。

注射を行ったマッティン・イングヴァルによると、研究チームはこの実験ができたことを喜んだが、ここまで注目されるとは予想していなかったという。客観的な測定方法を用いて、脳内の痛み軽減時のプラセボ効果を記録したこの実験は、学術雑誌『サイエンス』に掲載された。驚くべきことに、脳内のプラセボ効果は本物のモルヒネ様物質を投与されたときと同じ領域で起きていた。(注63) その部分には、オピオイドを放出できる神経細胞が大量に存在している。

痛みを和らげる信号は、脳幹を通って神経系を下り脊髄に送られるという具合に連鎖反応を起こす。脳と脊髄は中枢神経系を形成し、痛みをどのように感じるかに重要な役割を担っている。一般的に言われていることとは違って、脊髄は反射的な行動だけに関与しているのではない。神経系について知れば知るほど、脊髄は魅力的で、まるで私たちの背中にもう一つの脳があるかのように思えてくる。

つまり脊髄は、脳で生まれた期待を身体の反応に変換するメカニズムとつながっている。期待効果に関して脊髄が脳より未解明なのは、脳ほど重要視されていなかったことや脊髄の神経細胞の活動を調べることが難しいことが理由だ。中枢神経系でも脊椎の中を通っている部分、つまり脊髄は拍動する髄液が入った細いチューブのようなもので、膜や骨に取り囲まれしっかりと保護されている。脊髄はさまざまな組織とつながっているうえ、拍動も弱いため、fMRIで神経細胞からの信号を拾うことは難しい。しかし、成功した例もある。ドイツ・ハンブルクの研究チームは、何年にもわたる努力の末、脊髄の神経細胞の活動を測定するプラセボ実験の実施にこぎ着けた。痛みの軽減を期待することで、被験者の痛みが実際に軽くなり、その際、脊髄において痛みを抑制する神経経路が活性化することが示された(注64)。身体のどの部分が期待を痛みの緩和に変換しているのかを解明する、新たなパズルのピースが加わった。

このスウェーデンの画期的な研究は、脳の期待効果を調べるために脳画像検査を用いる実験が増えていた時期に実施された。(注65)(注66) 現在では、期待することによって脳に届く痛みの信号を遅らせる脳領域の活動が活発になることが分かっているが、期待が脳の活動を低下させる例もある。

ある実験では、被験者の不快感を喚起するため、怖い写真が使われた。1日目、被験者は部屋の中で、即効性の抗不安薬を使った場合と使わない場合の両方で、怖い写真を見るように指示された。その際、被験者は、写真を見てどの程度不快だったかを記入した。翌日も怖い写真を見た。被験者には抗不安薬だと説明したが、実際には生理食塩水を注射した。それと合わせて、脳の画像も撮影した。生理食塩水の注射で不安が和らいだ人は、恐怖や不安、心配を感じたときに活性化する脳領域の活動が低下していた。(注67)

同時に、心配や不安を静める脳領域の活動が増加していた。脳の前部にあるこれらの領域は、それまでの研究で判明していた痛みの緩和を期待すると活性化する領域と重なっていた。このことは、複数の異なる脳領域に影響を及ぼす期待メカニズムが存在する可能性を示している。

パーキンソン病、ドーパミン、期待効果

パーキンソン病は手の震えなど運動器の障害が徐々に悪化する神経疾患で、病気が進行すると歩行が困難になり、車いすの使用を余儀なくされるケースも少なくない。この病気は、ドーパミンという物質を産生する脳の奥深くにある構造が壊れてしまうことで発症する。

ドーパミンは、脳の神経細胞が互いにコミュニケーションを取るための情報伝達物質であり、身体の動きを調整しコントロールするうえで非常に重要だ。パーキンソン病の患者は、ドーパミン補充薬などで治療することで、身体の動きをコントロールする神経細胞の能力を回復させることができる。

パーキンソン病は、患者が置かれている状況により症状の重さに差が出るケースがある。例えば、バイオリニストの場合、演奏中は無症状なのに、演奏後に手の震えが再発することがある。それはなぜだろうか。

症状から注意をそらすことで、病気をごまかすことはできるのか。おそらくそれ

は、ある動作を学ぶ際の状況・背景（コンテクスト）が影響しており、不慣れな状況下より慣れている状況下のほうが、より簡単に身体を動かせる。例えば、ベテランのバイオリニストにとっては、家電製品の小さいボタンを押すより、バイオリンでおなじみの曲を演奏するほうが指先を容易に動かせるのかもしれない。これは、パーキンソン病の有無にかかわらず誰にでも当てはまることだが、運動能力が低下している人ほどその影響が顕著になる。こうした場合、動作学習時のコンテクストが大きな違いを生むことがある。また、心理的に影響を与える方法を使えば、薬物療法以外でこの病気を改善できる可能性があることも示している。

カナダ・バンクーバーの研究チームは、パーキンソン病患者における期待効果に興味を持つようになった。彼らはプラセボ薬で患者が病気から回復するのを治験で見て、プラセボ薬の服用により患者の体内にドーパミンを分泌させることができないかと考えた。この病気は脳内でのドーパミン産生を困難にするので、理論的には不可能に思える。それまでの研究は主に痛みに関するもので、前述のようにプラセボによって内因性オピオイドが放出され、本物の薬の効果を模倣できることを示す結果が出ていた。

このパーキンソン病研究(注68)に参加した患者は全員、PETに入れられ、症状に即効性のある薬であるアポモルヒネかプラセボ薬を投与された。結果は、実薬群もプラセボ群も症状が改善した。本物の薬を期待していたが実際にはプラセボ薬を投与された患者にも、本物の薬に匹敵する効果があった。パーキンソン病によってドーパミンの分泌が著しく低下しているにもかかわらず、PET画像では、脳内でのドーパミンの分泌量は増えていることが確認された。

ドーパミンは脳内の報酬系に深く関与しているが、他の多くの機能にも関わっている。パーキンソン病の場合は、前述のようにドーパミンの不足によって、身体の動きをコントロールする能力が低下する。カナダのプラセボ研究から分かったのは、パーキンソン病患者の脳内でドーパミンが増加したのは、おそらく報酬系と関係があるということだ。というのも、楽になれること(ある種の報酬)への期待が大きい人ほど、脳の深部にあり報酬系の中枢である大脳基底核でドーパミンの放出量が多かったからだ。

この研究結果は、いくつかの重要な問題に答えるとともに、多くの新しい疑問も提起した。パーキンソン病の患者はドーパミンをつくり出す大脳基底核の機能が損なわれているのに、プラセボ反応によって脳内のドーパミン分泌量が増加するという生物学的変化が起きることが示された。しかし、ドーパミンは報酬への期待によっても増加するため、大脳基底核の活動が、主にパーキンソン病の症状緩和を反映したものなのかどうかを判断するのは難しい。この疑問についてカナダの研究では答えられなかったが、今後の研究でさらに解明されていくだろう。

脳の奥深くに潜む期待効果

それから約15年後、ドーパミンと期待に関する長年の疑問に答える実験が行われた。(注69) 研究者は脳の深部に電極を設置する脳深部刺激療法を用いて、パーキンソン病の患者を研究することができるようになった。

この治療法では、これまでの臨床経験から患者の症状に最も効果のあると考えられる脳内の領域に電極を設置する。電極から体外の電池ボックスまではコードでつながれており、この装置を使って設置した電極の周辺にある神経細胞を刺激する。同時に、電極の周囲にある神経細胞の活動を記録することも可能だ。この方法は、

PETやfMRIを使うよりも正確に脳の機能を測定することができる。

脳深部刺激療法は脳への外科的介入を伴うため、健康上のリスクがあり、研究目的ではあまり利用されていない。原則的には、治療のために電極を埋め込む必要がある患者を研究対象とする。イタリアで実施された研究では、アポモルヒネが投与されていると思っている患者（実際に投与されたのはプラセボ）の脳の神経細胞の活動が増加したことが観察された。(注70)新たな成果としては、脳活動の増加により患者が主観的に症状改善を感じるだけでなく、身体のこわばりの軽減という目に見える形での症状改善と関連していることを示せたことだ。

イタリアの研究チームは、パーキンソン病の患者が抱く期待効果に学習が重要であることを実証するため、学習機会が異なるグループをつくった。一つ目は、プラセボ治療を受ける前に本物のアポモルヒネを試す機会を与えなかった群、二つ目は試す機会を何度も与えた群だ。研究者は、アポモルヒネの治療回数（学習の増加）が期待の度合い、プラセボ反応の程度に影響するかどうかを確かめようとした。

脳に電極を設置する4日前に、患者は本物のアポモルヒネの注射を受けた。回数は0回から4回。脳活動の測定は、患者がアポモルヒネの注射と思い込んで、プラセボ治療を受けているときに実施した。結果は、身体のこわばりと神経細胞の活動の両面において、学習回数が多いほどプラセボ反応も強いことが判明した。アポモルヒネを試していなかった患者にはプラセボ効果は起きず、アポモルヒネを複数回注射し、学習機会が増えた患者ほど、症状の改善と神経細胞の活動の上昇が観察された。

実薬の注射を何度も繰り返すことで学習を確立させるのは、期待効果の発現条件をつくり出す一つの方法だ。特定の状況（例えば、アポモルヒネの投与）を明確な結果（例えば、身体のこわばりの軽減）に関連づけることは、条件づけと呼ばれている基本的な学習メカニズムである（第5章参照）。条件づけは人間にも動物にも起こり、理解や推論の形ではなく具現化した期待だ。パブロフの犬について考えてみよう。条件づけはしばしば、情報や指示によってつくられる期待（より意識的な思考を必要とする）と対比される。しかし同時に人間は、そしておそらく動物も、ある程度は因果関係について考え、条件づけによって自動的に起きる学習を意識することができる。したがって、条件づけの効果と治療結果に対する意識的な期待とを切り離すことは難しい。むしろ、両者は表裏一体、より正確に言えば、ある部分は別で、ある部分は重なり合う脳のメカニズムとして捉えることができる。

前頭葉と期待――ストループテストとプラセボ

ディスプレーの前に座り、「赤」「青」「黄」「緑」という単語が表示されている光景を想像してほしい。しかし、その単語の文字の色は、単語が持つ意味とは違う色で表示されている。あなたに与えられた課題は、単語を読み上げるのではなく、その単語が表示されている色をできるだけ早く答えることだ。「赤」が青色で表示されているとき「青」と素早く答えるにはそれなりの集中力が必要だ。なぜなら、文字の読み取りは自動化されていて、否応なしに「赤」という単語が浮かんでくるからだ。人は、一度覚えた単語の意味を意識せずにはいられないのだ。

このテストは、ストループテストと呼ばれている。単語を読みたいという衝動を抑え、正しい色を答えることの難しさを示すテストだ。ここで試されるのは、実行機能と呼ばれるもので、自分の行動を計画しコントロールする目標志向的な心理的プロセスの一種である。

脳の反射的なプロセスとは異なり、例えば、バスケットボールの試合中に観客席から聞こえてくる悲鳴を無視するなど、実行機能は他の脳の領域からの刺激を制御するのに役立つ。プラセボ効果の場合、脳に到達する身体の信号（例えば、痛みの信号）をこの方法で押し戻すことができると考えられている。痛みの場合、前頭葉で痛み信号が減速され、痛みが緩和されるという期待が生まれる。この期待が脳の他の場所にある痛みを抑制する領域に伝わり、痛みの強さがコントロールされる。

プラセボ効果を抑える

期待は、脳の前頭葉、特にこめかみと額の間の脳の表層部における活動の増加と関係している。

この領域がプラセボ効果にとって重要であることは、経頭蓋磁気刺激療法（ＴＭＳ）の実験によって明らかになった。ＴＭＳとは、強力な磁場を使って脳の特定の領域を一時的に「ノックアウト［機能を抑制］」させる技術だ。ＴＭＳをこめかみと額の間の脳の表層で試したところ、プラセボ効果が消失したという。(注71)

ＴＭＳが脳深部刺激療法などと大きく異なるのは、開頭手術をしたり、身体を傷つけたりすることなく利用できる点だ。また、この方法はうつ病などの治療にも使われており、病気の発現に深く関わる脳の領域の活動を変化させることで治療する。

期待感を持続させるには、記憶力も欠かせない。新しい電話番号をほんの少しの間記憶するにも、ワーキングメモリー、すなわち短期記憶が必要になる。つまり前頭葉の表面に沿った領域は、ワーキングメモリーと深く関連している。

薬の効能にポジティブな期待を持っている人は、前頭葉のこの特別な領域での活動が増加する。これを検証する方法の一つは、鎮痛剤と知っていて服用する被験者（痛みの軽減を期待している）と、知らずに同じ薬をもらっている被験者（何も期待していない）を比較することだ。このやり方は「オープン・アンド・ヒドゥン」と呼ばれ、薬を服用したことを知ることでどの程度の影響を受けるかを調べるために用いられる。多くの研究でこの方法が使われ、治療がオープンに行われた場合、つまり患者が治療されていることを認識しているほうが、薬の治療効果が大きいことが判明している。(注72)

モルヒネ様物質をオープンに使った場合と秘密にして使った場合の脳活動を測定

した研究では、オープンに使ったほうが前頭葉の表層部の活動がより活性化していることが確認できた。(注73) したがって、まったく同量を投与していたのに、オープンに治療したほうが痛みの緩和効果も大きかった。このように、痛みの軽減への期待が、前頭葉の表層部に反映されることを示すいくつかの研究がある。これは、病気の症状がどのように身体に現れ、どう感じられるかにも関わってくる問題だ。

8 無意識のうちに働く期待効果

期待効果と脳の実行機能との関係を示す研究結果は数多くあるが、期待効果はその他の方法でも生じると考えられている。現在、私たちの行動は、特に恐怖や社会的行動に関連して、無意識のうちに脳内で起きるプロセスの影響を受けることを示す多くの研究がある。それらは脳内で生じる連想や動機づけなのだが、明確に認識することは困難だ。

私自身のいくつかの研究では、期待効果が意識に届かない脳内プロセスの影響を受けることを示せた。恐怖症を抱えている人にクモやヘビのサブリミナル画像を見せる研究を行った同僚から私はヒントを得た。サブリミナル画像は、それが何を表しているのか意識的には認識できないほど一瞬だけ現れるが、脳が内容を認知するには十分な時間だ。実験の被験者は、自分が見ている画像にまったく気づいていなくても、被験者の恐怖症の度合いによってはクモやヘビの画像に対しネガティブな反応を示すことがあった。(注74)

「恐怖」の場合、無意識の反応が私たちの生存に有利に働くと考えるのは理にかなっている。例えば、脳の高次機能によってヘビがいると意識的に認識する前に、その場からいち早く立ち去ることができる。つまり、脳は潜在的な脅威や報酬に関する情報を意識する前に、一瞬で処理することが可能なのだ。

ここでの疑問は、無意識の信号に痛みの増加や減少を期待させる力があるかどうかだ。例えば、サブリミナル画像を通じて、無意識レベルで人の痛みの感覚に影響を及ぼすことはできるのか。

それを調べるため、私の研究チームは、被験者に対して感情表現のない中立的な顔画像をディスプレーに非常に素早く表示し、熱刺激を与えた。一方の顔画像（老人Aの画像）は熱による強い痛みを伴い、もう一つの顔画像（老人Bの画像）は弱い痛みを伴うようにした。画像は一瞬表示されるだけなので被験者には知覚できない。その後、二つの顔画像を同じ温度の刺激を与えて見せたところ、被験者は写真Aを表示したときにより強い痛みを感じた。

この研究では、被験者がサブリミナル画像の違いを見分けられないにもかかわらず、画像表示に伴う痛みの評価に違いがあったことを忘れてはならない。言い換えれば、期待効果は無意識のレベルで生じる可能性があるのだ(注75)。

恐怖に対しては、見ているものを完全に認識する前に、脳の一部が素早く反応し処理することがかなり前から知られていた。例えば、地面にヘビのような物体があれば、本物かどうか分からなくてもたじろぐ。同じように、戦争を体験した人は、危険を連想させる音に本能的に強い恐怖を感じ、その直後に危険な音ではないと認識することもある。

人がこのような本能的な恐怖反応を備えているのは、前述のように、身の回りで脅威につながるリスクに直面したとき、生き残るために役立つからだ。ある状況下では本能的に瞬時に反応し、ある状況下では意識的にゆっくり反応することが、人間にとって勝利をもたらす組み合わせと言える。したがって、ノセボ効果が無意識のうちに起きても驚くには当たらない。ノセボ効果は、恐怖と不安に関与する脳内物質コレシストキニンの増加と関係があるようだ。ノセボ効果とは、症状が悪化すると思い込んでしまうと実際に症状が悪化することを指す。場所や匂いなど健康不安を引き起こす特定のものがあることを考えると、ノセボ効果は恐怖反応でもあると言える。例えば、洗剤の強い匂いは、菌やウイルスを連想させることがある。恐怖と同じように、ノセボ反応は無意識レベルで起きることがある。

私の研究では、プラセボ効果も無意識下で起きるが、ノセボ効果のほうがはるかに顕著に起きた。意識下と無意識下でノセボ効果が起きるときの脳の働きの違いを調べたところ、無意識下での処理は脳の中央の奥深くで、意識下での処理は脳の表層部で行われていた。

脳の中央には、多くの感覚情報を大脳皮質に送る中継基地である視床と、小さいながらも脅威を感知すると活性化し重要な役割を果たす扁桃体がある。扁桃体の活動レベルは、無意識的なノセボ効果では感じる痛みの量に関係するが、意識的なノセボ効果では関係しないことが明らかになっている。これは、脳の中央深部の組織が極めて迅速に信号を感知し、無意識のうちにネガティブな期待が生じ、それによって痛みが増す可能性があることを示している。

サブリミナル画像の実験を通じて、プラセボ反応とノセボ反応には迅速な伝達経路があることを示せた。これは、品質が異なる画像を見ることに似ており、意識的な期待は高解像度で精細な画像に、無意識的な期待は解像度が極めて低い粗い画像に相当する。どちらの画像も期待効果を生じさせる複雑な認知作用を引き起こす。

知的障害に関する新しい知見

プラセボ効果をもたらす無意識的な作用のことばかり考えていた2010年代初めごろ、私は神経科学者が集まる大きな学会に出席するため、米国ニューオーリンズへ向かった。世界中から約3万人の参加者が集まるため、ホテルの確保が大変で、結局、ハーバード大学で同じ学部にいた初対面のフランス人女性研究者と部屋をシェアすることにした。

その女性の名前はオーロル・キュリーで、遺伝的な知的障害を専門とする神経学者だった。知的障害は、計算や結果を想像する能力など、学習や抽象的な思考に大きな困難を伴う。知能指数（ＩＱ）は健常者を100とすると、知的障害者は70以下だ。

キュリーは、脆弱X症候群（遺伝子変異が原因の知的障害）の人たちに、新薬を試してもらう研究に取り組んでいた。学会の初日、ホテルの部屋に落ち着くとすぐ、私は知的障害とプラセボについて考え始めていた。知的障害の人が損なわれている能力は、ほとんどの研究者がプラセボ効果に必要と考えている能力と同じものだ。つまり学習と未来について抽象的な認識をつくることである。

私はキュリーに尋ねた。「認知能力の低い人でもプラセボ効果を発揮することができますか？　もしその答えがイエスなら、期待効果には一定の知性が必要だという、現在の見解に疑問を投げかけることになるのですが」

彼女はプラセボ効果について詳しくなかったので、私の質問に驚いていた。しかし、彼女の経験では、脆弱X症候群やそれに似た症候群を対象にした治療研究では、明確なプラセボ効果があったという。私は彼女に、プラセボ効果の概要について説明し、もし知的障害者にもプラセボ効果が起こるなら、当時受け入れられていたプラセボ効果や期待効果に対する考え方が変わるに違いないということで意見が一致した。

私たちはそれぞれノートパソコンを荷物から取り出し、医学論文のデータベースからこの疑問に答えてくれる研究を検索し始めた。凍てつくボストンからはるばるやってきた私たちを誘うかのように、ホテルの窓の外ではヤシの木がさわやかな風に揺れていた。けれども、私たちはこのように興味深く、答えの出ていない科学的な問題を目の前にしている高揚感から、素敵な天気を満喫しに外出する気分にはならなかった。

検索で出てきた研究はどれも医薬品の効果について論じたもので、知的障害者に生じるプラセボ反応について書かれたものはなかった。また、ある研究論文では、「知的障害者に関しては実薬とプラセボ薬を比較する必要はないと考えられる」と主張していた。知的障害者の患者には将来に対する期待を抱く能力が損なわれているためプラセボ反応がないことは明らか、というのが理由だった。

私たちの研究は、知的障害者のプラセボ反応に関する最初の報告になった。対象にした知的障害者は、ダウン症、脆弱X症候群、プラダー・ウィリー症候群と診断された人々で、すべて先天性である。(注76) けがや病気が原因の知的障害は対象外にした(先天性だけでなく、すべての知的障害を含めると比較が難しくなる)。

先天性の知的障害者に対してプラセボ治療を用いたところ、明らかな改善が見られた。さらに、プラセボ反応のレベルは健常者と同じくらい強く、客観的指標と主観的指標のいずれにも効果があった。こうして前述の疑問に対する答えは得られた。つまり、知的障害者もプラセボ治療に対してポジティブに反応する。

知的障害者はプラセボ治療に反応できないという主張は、明らかに期待効果に対する偏った見方だ。けれども、重度の認知障害を抱えている人たちは、どうやって期待を抱くことができるのだろうか。

代理プラセボ

ある治療がどんな効果をもたらすのか、知的障害者は説明によって期待を抱く代わりに、周囲からの社会的信号［言語、音声、視線、ジェスチャーなどを通して周囲から得られる情報］に影響される可能性が高い。これは「代理プラセボ」と呼ばれており、周囲の人が改善を期待することで効果が生じる。(注77)

つまり、治療の効果を理解できなくても、その人を取り巻く環境が変化することによって症状が改善する可能性がある。このメカニズムは、子どもが親の期待に影響されることや、ペットに生じるプラセボ効果を説明するのに使われている。

おそらく誰もが周囲からの期待を拾ってしまうので、ある程度は代理を経由してプラセボの影響を受けている。しかし、周囲からの社会的信号を感知することに全面的に頼らざるを得ない人の場合、代理プラセボへの依存度が他の人よりもさらに高くなる。知的障害者に生じるプラセボ効果は、社会的信号の変化への感受性が複雑な状況の知的理解の不足を補うという、彼らの適応的な能力を反映しているのかもしれない。

予測符号化

プラセボ効果は知的能力の観点から語られることが多く、説得力のある説明や例示が多いほど、治療に対する期待が高まるという考え方も少なくない。そのため、プラセボに関するさまざまな科学的理論も、意識的な期待や前頭葉の働きに重点が置かれている。

しかし現在では、その図式は単純すぎると考えられている。無意識的な期待についての研究では、高次の認知機能に依存しない別のタイプの心理プロセスがプラセボ効果を生み出す可能性を示している。私の研究でも他の研究でも、より本能的で無意識的なプロセスも、期待効果を生むのに必要な文脈情報を取り込めることを示唆している。

意識的なプロセスと無意識的なプロセスの「どちらか」ではなく「どちらも」期待効果に関わる。問題は、期待効果の説明にこの両方を含めるために、枠組みをどのように広げることができるかだ。

人間の脳を理解するための理論的枠組みとして最近注目されているのが、「予測符号化」という概念だ。神経科学の世界では、予測符号化とは、（人間でも動物でも）脳は常に未来をできるだけ正確に予測しようと努力している占い師のようなものと見なす考え方だ。状況を正しく予測できれば、生き残りに有利に働く。例えば、凍った湖の上を歩いていて、足下でギシッと音がしたらその後何が起こるかは予測できる。もっと簡単な例で言うと、森の中で「ニャー」と鳴き声が聞こえたら、熊ではなく猫に出会うと思う。

状況を正しく予測できる能力は、私たちの生存にとって不可欠なものであり、自分の現実認識をより正しくすることが非常に重要だ。人類の進化の過程で、最も正確な予測をした者が生き残るチャンスを得てきた。生存にとっては予測の正確さだけでなく、それがすぐに役立つよう瞬時に行動する必要がある。とはいえ、全身の感覚器官から常時届く莫大な情報量のインプットを考えると簡単なことではない。

このジレンマを解決するため、脳は知識や過去の経験をもとに内部モデル（テンプレート）と呼ばれる「型」をつくっている。脳に到達した新しい感覚情報は、ゼロから評価されるのではなく、内部モデルに照らして認識されるようになる。その重要な結果として、私たちの世界に対する認識とその反応の両方が内部モデルの影響を受け、本人の期待により合致するように調整される。例えば、モルヒネを服用したときのプラス効果はどのようなものかなどだ。内部モデルが強力であればあるほど、そこから影響を受ける可能性は高まる。

予測符号化とプラセボ効果の関係を考察してみよう。私は、寒いときや激しい運動をして息苦しくなったとき、気管支を広げる喘息薬を服用している。この薬は苦い味の粉末で、吸入器を使って吸い込む。何年も前に初めて服用したとき、この新しい体験によって、空気を十分に吸い込めない苦しさから解放されるのではないかと期待が膨らんだ。

初めて吸入器を使って薬を吸ったとき、いつ効果が出るのか察知しようとした。さらに、医師が説明してくれた副作用がいつ現れ始めるかを意識し、説明された通り手が少し震え、動悸がするのを感じた。1~2分たつと気管支が広がり、呼吸が楽になったので、薬の効果を実感できた。

このとき私の脳内では、それまでの喘息治療に関する知識と、医師から受けた説明を比較するプロセスが動いていたと思う。喘息薬を服用したらどうなるか、自分の頭の中で描いていたイメージと実体験を照らし合わせたわけだ。

実際に薬を体験することは、本で読んだり医師から説明を受けたりするのとは比較にならないほど、はるかに高い学習効果がある。こうした体験が、予測に対する精度を生み出す。脳のプロセスが健康にどんな影響を与えるのかを理解するうえで、その精度は重要なポイントになる。では、私の喘息薬をプラセボ薬に置き換えたらどうなるのか。

予測符号化においては、自分の中で築いた内部モデルと実際に体験した現実の間の矛盾がプラセボ効果を生み出すとされている。気管にまったく作用しないプラセボ薬を服用する場合、「薬を飲むと呼吸が楽になる」という学習したイメージと、気管から脳に送られる「呼吸が苦しい」という感覚信号との間に矛盾が生じる。

矛盾は予測を不正確にさせるので、生存にとって望ましいことではない。だからこそ、人はそれを解消したいという欲求をもともと持っている。矛盾を解消する一つの方法は、喘息薬がよく効くという内部モデルと、実際の気管での感じ方とを一致させることだ。しかし、長い時間をかけて経験によって築かれた（それゆえ精度が高い）内部モデルは、簡単には変えられない。そのため、今、身体が感じている体験を調整するほうが好都合な場合がある。そうするとエラーの信号が消え、呼吸が楽に感じるというプラセボ効果が生じる。

高価なワインほどおいしいと感じたり、高級銘柄の瓶に入った安いウイスキーを喜んで堪能したりするのも同じことだ。人間が持っている「高い値段は素晴らしい体験をもたらす」という内部イメージは非常に強固なことが多く、その原則に疑問を持つことは実際の体験を調整するより代償が大きい。

信じることは感じること

予測符号化を用いると、「プラセボ効果とは誤った認識を最小限に抑え、世界を予測可能にしようとする人間の強い欲求の産物」と説明できる。脳の主な役割は、エラー信号を修正することである、とまで言う人もいる。

脳の働きは、デジタル画像の圧縮方法にたとえることができる。画像中の隣り合う画素は同じ色であると仮定し、パターンから逸脱した画素だけを符号化する。つまり、個々の画素ではなく逸脱するものだけを記録することで、画像を効率的に簡略化できる。

同じように、脳も常に流れ込んでくる膨大な量の感覚情報を処理するため、逸脱の部分を最も重要視する。つまり、プラセボ効果とは誤差を補正することであり、私たちが理解している脳の基本的な働きとまったく同じだ。

しかし、内部モデルと矛盾する感覚信号をいつまでも無視できるのだろうか。新しい証拠を十分に集められれば、最終的には内部モデルを変えることは可能だろうか。そうなるはずだ。内部モデルは常に更新されており、本物の喘息薬ではなくプラセボ薬を何度も続けて吸入していたら、呼吸が楽になるという期待は薄れ、プラセボ効果も徐々に消えていくだろう。

ただ、予測符号化のこの簡単な説明では、プラセボ効果がどのように起きるかの全体像を把握できるわけではない。例えば、実験に参加した健康な人が期待効果を発揮するのと、慢性疾患を抱えている人が期待効果を発揮するのとでは、期待効果の働き方に大きな差がある。長い間、病気や痛みで苦しんでいる人は、可能な治療法をすでにいくつも試した末、効果が得られなかったケースが多い。そのため治療や医療に対する内部イメージが健康な人とはまったく異なる状態で、新しい治療に取り組んでもらわなければならない。

これは慢性疾患患者にプラセボ効果が生じないという意味ではないが、治療効果に対する意識的な期待とプラセボ反応の間に、健康な人と同じような関連性は見られない。むしろ慢性疾患の患者は、症状を改善したいという強い願望と動機に突き動かされ、不安や忍耐、我慢などの姿勢がうかがえる。健康な人が意識的にポジティブな期待を抱くのに対し、慢性疾患を抱えている人に生じるプラセボ効果は、良くなることへの期待を高める無意識的なプロセスによって生み出されているようだ。このプロセスは医師などの医療従事者との接触や、何らかの形で症状改善の可能性を示す新しい治療環境に入ることで起こる。治療の結果に不確実性があることは必ずしも悪いことではない。むしろそれは、変化の可能性があることを意味する。不確実性は希望を高め、その結果、病状を和らげるのに役立つ可能性がある。

予測符号化は、人間に限ったことではない。すべての生物は、生き延びるため迅速かつ効果的な予測をする必要があり、似たようなプロセスを持っていると考えられている。その場の状況に即した生き残りのための適応、つまり通常、進化論で語られる長い年月をかけた適応よりも、はるかに短い時間軸での適応だ。環境に対する遺伝子レベルでの適応であり、生存の可能性を高める形質が次の世代に受け継がれる。

まとめると、予測符号化とは、意識的・無意識的につくられた現実に関する内部モデルを通じて、身体の信号から私たちの認識を形づくることである。自分が予測することが、実際に感じることになるケースもある。信じることは感じることだ。予測や期待と身体感覚はまったく別物だが、中枢神経系では強く絡み合っており、共通の「演算装置」で処理され、認識や体験が形成される（注78）。

つまり私たちは、身体から生じる感覚信号をただ受動的に受け取って、病気や健康を体験しているわけではない。また、入ってくる信号とそれに対する解釈の間には優劣がないため、私たちは予測や期待の奴隷というわけでもない。

9 プラセボを実践する

5割の確率で偽薬を与えられる可能性があるのに、病気を抱えている人はどうしてプラセボの実験に参加するのだろうか。本物の治療薬があるのに、医師が偽薬を使って患者を治療することがあるのはなぜか。世界中で毎日のように、さまざまな健康上の問題を抱えた多くの人が処方された通りに朝晩プラセボ薬を服用する研究が実施されている。

そう考えると、少し不条理な気がする。現在、プラセボ薬はあらゆる薬の対照基準となっており、世界で最も試験されている薬と言える。けれども、プラセボや期待効果が私たちの健康状態にどう影響するかについて、話題に上ることはほとんどない。実は期待効果はどこにでもあり、私たちが意識しないときでも影響を受けている。

薬の有効成分＋プラセボ効果＝本当の効果

160ページに、3段式ロケットの図を載せた。これは、薬物治療を受けると、薬の効果、プラセボ効果、自然経過のすべてが、症状の改善に貢献することを示している。3段式ロケットは、薬理作用と心理作用の間に高い壁がないことを示している。なぜなら、心理的な影響をまったく受けない状況で薬を服用することはできないからだ。

薬が効果を発揮するには、何らかの方法で体内に入る必要がある。錠剤を飲む、軟膏を塗る、スプレーを吸い込むというプロセス自体も結果に影響を及ぼす。その良い例は、薬のパッケージのラベルが治療結果にどんな影響を与えるかについての研究だ。これはプラセボ反応を調べるというより、パッケージに書かれた情報によって、プラセボと本物の薬の効果にどう影響するかが調査の目的だ。

ハーバード・メディカルスクールの私の同僚数人は、「マクサルト」という本物の片頭痛薬のラベルを変え、商品名を「マクサルト」から「プラセボ」にしたらどうなるかを調べた。(注79) ウイスキー好きの私の叔父に、安い銘柄の瓶に高級ウイスキーを仕込んで味見をしてもらう（冒頭のエピソードとは逆のいたずらをする）ようなものだ。研究者はさらに、中身はプラセボ薬だが「マクサルト」のラベルを貼ったパッケージも用意した。(注80)

患者たちには片頭痛に襲われたとき、研究者から渡された薬のパッケージを一つ開けて使ってもらった。パッケージの半分は「マクサルト」、半分は「プラセボ」のラベルが貼られていた。激しい片頭痛を経験したことがある人なら「マクサルト」のラベルを見て、これで頭痛が楽になるとホッと胸をなで下ろす気持ちを想像できるだろう。逆に、「プラセボ」のラベルを見て数時間我慢しなくてはならないと落胆するのも想像に難くない。ところが、被験者に起きた合計459回の片頭痛発作後の痛みの評価を分析したところ、「マクサルト」と書かれたプラセボ薬と「プラセボ」と書かれた実薬の間で、治療結果に差がないことが判明した。どちらの場合も痛みの軽減率は30～35％だった。それに対して、ラベルも中身も「マクサルト」の薬を飲んだ人の痛みの軽減率は60％だった。つまり、ラベルが「プラセボ」になると、本物の薬の効果が低下する（ポジティブな期待をせずに得られた薬の効果）。しかし、「マクサルト」のラベルがついたプラセボ薬でも痛みが緩和された（薬なしでのポジティブな期待）。それは期待効果に起因すると考えられる。

不思議に思えるかもしれないが、実際には期待効果と薬の効果の両方が片頭痛に効果を発揮している。薬の効果と期待効果を足すと、普通に薬を処方されたときに期待される痛み軽減率である60％になる。つまり、普段私たちは、有効成分を含んだ薬を飲むが、実際の効果は、薬の有効成分による効果に「きっと効くだろう」という期待効果がプラスされている。薬の有効成分に期待効果と自然経過による治癒を加えてトータルの治療効果が得られる。

1＋1が3になる

片頭痛の研究のように、薬と期待の効果が必ずしも同じになるわけではない。全体的な改善の中で、薬効の影響が大きい場合もあれば、小さい場合もある。どちらの比重が大きいかは別として、薬の効果は通常、実薬群からプラセボ群を引いた改善度によって計算される。3段式ロケットが示すように、薬の有効成分による効果に期待効果を加えて治療効果が得られると考えられている。しかし、現実はそれほど単純にはいかない。

いわゆる交互作用効果［複数因子の組み合わせによる効果］によって、薬の有効成分が期待効果を高める場合もあれば、その逆もある。例えば、気管支拡張薬などの有効成分が身体に作用していることが脳に伝わることで、期待がさらに高まるという具合だ。それにより全体の効果が、各部分の合計よりも大きくなる。

逆の例としては、痛み軽減を期待することで体内に薬効成分の働きを高める物質が放出されて、純粋に薬理作用が増強されるパターンもある。例えば、抗不安薬の効果は、服用する人がポジティブな期待を抱いてエンドルフィンを放出すれば、より効果的に作用する可能性がある。

今後、薬を服用する際には、治療効果は3段式ロケットのように複数の部分で構成され、想像以上に複雑なプロセスをへて現れることを意識してほしい。私たちの意識を超えたところで、薬を体内環境に融合させる生物的作用が働く。また、プラセボを摂取したことはないと思っていても、鎮痛剤などを飲むたびに、ある意味ではプラセボも飲んでいることになる。プラセボ効果は本物の治療のあらゆる形態に組み込まれているからだ。

倫理指針と第二次世界大戦中の人権犯罪

医師や心理学者を目指す学生に講義をすると、将来の職業に期待効果をどのように活用できるのかという質問をよく受ける。それに対する簡単な答えはないが、明確に言えるのは、純粋なプラセボ〔薬効成分を一切含まないプラセボ〕を医療行為に使うのは基本的な倫理原則に反するということだ。

スウェーデンの医療現場では、本物の治療薬の代わりにプラセボ薬を投与することは違法であり、(注81)それはほとんどの国でも同じだ。効果が立証された利用可能な薬があるなら、患者にはその薬を用いた治療を受ける権利があり、医療提供者は患者に対して治療に関するどんな情報も隠してはならない。つまり、鎮痛剤と偽って砂糖でできた偽薬を渡すことは許されない。

当然のことだと思うかもしれないが、実際には、プラセボか否かの境界線はグレーゾーンが大きく、かなり曖昧だ。研究では、通常の診療に適用される倫理原則から一定程度の逸脱が認められているため、私たちはプラセボ効果についてある程度の知識を得ている。世界医師会が作成した医学研究の国際的な指針によれば、プラセボは科学的に正当な理由があれば、つまり他の方法では得られない知見を得ることができるならば、研究目的で使用してもよいことになっている。(注82) 例えば、新しいワクチンの有効性を確認し、大規模なワクチン接種プログラムを展開するには、その前にプラセボ対照試験の実施が欠かせない。また、治療薬の有効性だけでなく、副作用の詳細やどの有効成分が副作用と直接関係しているのかについて理解を深めることも重要だ。

世界医師会の患者治療に関する指針は、第二次世界大戦後、重大な戦争犯罪や非人道的行為に加担した多くの人々が訴追されたニュルンベルク裁判に端を発する。ヘルマン・ゲーリングやルドルフ・ヘスといったナチスの指導者が起訴された本裁判に続いて、米軍はニュルンベルク裁判で裁かれなかったナチスの戦犯を裁くためにニュルンベルク継続裁判を開いた。その一つが、1946年から1947年にかけての「医師裁判」だ。そこでは、ナチスが戦時中に医学研究と称して、人々に対

して重大かつ組織的な虐待を行ったことが明らかにされた。(注83)

想像を絶する拷問や残虐非道な扱いが世界に衝撃を与えた。裁判を起こした米国の医師や裁判官たちは、このような犯罪が二度と繰り返されないようにとの願いを込めて、ニュルンベルク綱領を作成した。(注84)この文書は、今日の医学倫理の基礎となった。

ニュルンベルク裁判後、世界医師会は1948年に、医師のための倫理指針を記したいわゆる「ジュネーブ宣言」を、1964年には人間を対象とした研究に関する倫理指針「ヘルシンキ宣言」を採択した。ジュネーブ宣言とヘルシンキ宣言は、何よりも個人の権利を最優先にすることで、医療と医学研究において人権が中心的な役割を果たすよう正式に位置づけた。米国では、梅毒にかかった多くのアフリカ系米国人男性に適切な治療を施さなかった大規模な研究スキャンダル［タスキギー梅毒実験］に関する調査が実施された後、1979年にヘルシンキ宣言に相当する「ベルモント・レポート」が作成された。

新しい原則の一つは個人が正確な情報を知る権利に関するものであり、研究者や医師の研究・治療目的よりもその権利は優先されなければならないというものだ。

第二次世界大戦中、ナチスは戦争に勝利するのに必要な知識を得るために、組織的に人体実験をしていた。その対象となった人には、自らの意志も、情報提供も、メリットも一切なかった。ニュルンベルク綱領では、医学研究への参加は、治療のすべての側面、特に、起こり得るリスクについて十分な説明を受けたうえで、自発的に行わなければならないと定められた。

分かりやすく言えば、プラセボを本物の薬と偽って患者に投与してはならないということだ。重大な戦争犯罪と、患者に砂糖でできた偽薬を与えることとは関係ないと思うかもしれないが、ともに「情報を隠してはならない」という原則が問われている。このようにして、「医師が適切と判断した場合、患者にプラセボ薬を与える」というそれまでのやり方に終止符が打たれた。個人が正しい情報を得る権利は、侵すことのできない神聖なものであり、患者にとっての最善の利益をもたらすために、プラセボ薬を与えることはできなくなった。

「倫理」対「思いやり」

患者に情報を隠してはならないことは当たり前と思うかもしれないが、スウェーデンではほんの数十年前まで、プラセボ薬を使った治療が行われていた。精神科病棟では、鎮静剤を大量に投与した際の副作用のリスクを避けつつ、不安に襲われた患者を落ち着かせるためにプラセボ薬を投与していた。

その理由を理解するために、次のシナリオを考えてみよう。あなたは医師で、手術直後で痛みと不安を抱える患者が入っている病棟で働いている。看護師は夕方になると、夜に服用する薬をカップに入れて患者に配る。患者の一人が、手術後の腹部の激しい痛みで苦しんでいる。何時間も前から追加の鎮痛剤が欲しいと懇願している。しかし、日中、投与した鎮痛剤の量を考えると、夜間はこれ以上薬を与えられない。だが、薬はもう出せないと言われたら、その患者は不安でパニックを起こす危険性が高い。

この場合、二つのシナリオが考えられる。一つ目は、患者が強い不安に襲われるリスクがあまりにも大きいため、薬のカップにプラセボ薬を入れ、患者に夜用の鎮痛剤をもらったと思わせる。もう一つのシナリオは、透明性の倫理原則に基づき、残念ながらこれ以上、鎮痛剤を投与することはできないと患者に説明することだ。

この単純な例で伝えたいのは、完全な透明性を目指すことは簡単なようで、実際には倫理指針とのせめぎ合いになる場面が多々あるということだ。短期的には、鎮痛剤をもらったと患者に思わせるほうが人道的に見えるが、長期的に見れば大きな問題を引き起こす。重要な倫理原則は、ときに思いやりと対峙することがあり、これは医療現場における最も解決の難しいジレンマの一つだ。

ダーティー・プラセボ

患者を助けたいという願いと、常に公明正大であるべきだという要請の間に生じる葛藤への対処法の一つは「ダーティー・プラセボ」と呼ばれている方法を用いることだ。このやり方は、倫理的にはグレーゾーンに位置すると言える。ダーティー・プラセボとは、例えば、医師がウイルス感染症の患者にペニシリン（ペニシリンはウイルスに効かない）を注射するなど、患者の病状に効果がない薬を少量処方することを指す。つまり、医師は薬の成分が症状の改善につながらないと分かっていながら、ポジティブな期待が効果をもたらすことを利用したいときに、この方法を使う。

調査によると、医師の多くはダーティー・プラセボを普段から使っているという。英国では開業医の77％が少なくとも週1回使っている。(注85)その理由の多くは、医師が患者の希望に合わせることで対立を避けられるからだ。このケースではプラセボの本来の意味（語源のラテン語は「喜ばせる」という意味）に立ち戻ることができる。医師は患者を「喜ばせる」ことで、患者に安心してもらうことがこの方法を使う目的だ。

多くの医師は、他に使える治療法がない場合など、プラセボの使用が倫理的にやむを得ないケースがあると考えている。また、ダーティー・プラセボが少しでもポジティブな心理的効果をもたらすのなら使ってみる価値はあると思っている医師も少なくない。

だが、ダーティー・プラセボを投与するとき、医師は患者にどう説明するのだろうか。(注86)ある米国の研究では、単に薬だと説明するか「通常、この薬はあなたの病状には使わないが、効果があるかもしれない」などと告げる。また、「あなたの病状に対する効果が分かっていない」と説明したり、ごくまれに「この治療はプラセボだ」とはっきり伝えたりすることもある。

通常の医療では、純粋なプラセボとダーティー・プラセボをどう捉えるかに大きな差がある。多くの医師は、何も治療しない純粋なプラセボには反対で、ダーティー・プラセボのほうがより良い選択だと考えている。患者がある特定の薬を飲めば治ると信じている場合、医師がダーティー・プラセボを使うことがある。しかし、多くのケースでは、医療側が事実を十分に把握できていないため、患者が何に苦しんでいてどんな治療を望んでいるかを正確に知ることは不可能である。その場合、ダーティー・プラセボは、運が良ければ効果を発揮するという試みになる。また、検査機器は100％完璧ではないので、例えば検査では細菌感染が確認されなくても患者にペニシリンを処方するなど、ダーティー・プラセボが一種のヘッジになる可能性もある。

ただしこの考え方は、ダーティー・プラセボが患者に害を与えないと判断できる場合にしか使えない。特に、抗生物質であるペニシリンの使用は、世界的な耐性菌の増加に結びつくという広い意味で重大な健康リスクがある。しかし、プラセボ目的でどんな薬を使ったことがあるかを医師に尋ねると、ペニシリンから市販の鎮痛剤、精神安定剤、ビタミン剤などさまざまな答えが出てくる。

では、医師はどれぐらいの頻度で純粋なプラセボを使っているのか。医学研究の倫理に関する国際的な指針や、患者に対する透明性の必要性にもかかわらず、米国、英国、カナダ、デンマークの調査によると、純粋なプラセボは今でも使われている。例えば、身体に何の影響もない砂糖でできた薬の投与や生理食塩水の注射などだ。英国では、開業医の12％が純粋なプラセボを使った治療の経験があるという。

ミイラの粉と科学への信頼

プラセボの使用を考慮するに当たり、昔の治療法を振り返ってみる必要がある。現代医学が登場する以前、今から見ればまったく効果のない、あるいは有害とされる治療が行われていた。瀉血《しゃけつ》［血を抜き取る治療法］が一般的であったほか、頭痛やめまい、咳、さらに麻痺、てんかん、心臓病などのより深刻な病気の治療にミイラの粉末が使われていた。(注87)

現代の知見に照らせば、20世紀より前の診療行為の大半はプラセボ治療だったと言える。もう少し詳しく言うと、医学の歴史は、時代ごとにさまざまな形で現れたプラセボ効果を使った治療の記録として捉えることができる。ただし、現代のような科学的知識は当然なかったので、当時の治療や薬には効果があると信じられていた。では、当時の医学の考え方に合致し、実際に改善した患者がいた（ミイラの粉末が効いたのではないかもしれないが）として、ミイラの粉末をてんかんの治療に使ったことを誰が非難できるだろうか。

多くの人は、当時の施術者に共感し、ミイラの粉末や瀉血などの昔の治療が人々の苦しみを緩和するのに大きな役割を果たしたと考えるのではないだろうか。一方、現代において、身体や精神の病に苦しんでいる多くの人々は、プラセボ治療（純粋でもダーティーでも）がもたらす潜在的な恩恵をどのように受け止めればよいのだろうか。私たちはプラセボに対して昔と同じようにオープンな態度を取るべきなのか。

治療にプラセボの使用を禁止する現在の指針を拡大解釈してしまうと、科学や医療に対する信頼が損なわれるリスクが生じる。また、患者にとってはそれを利用されてしまうリスクもある。病気で苦しむほとんどの人は、回復のためなら何をするのもいとわない。そのため、金銭などを含め、誰かの利益のために利用されやすい。だが、医学は決して完璧ではなく、治療が困難な痛みや精神的な不調に多くの人々が悩まされている。

　病気で苦しんでいる人たちは必死で良くなる方法を探しているので、効果のない製品を売りつけ、儲けようとする悪徳商法のターゲットになる可能性もある。もしかしたら、プラセボと同等の効き目しかない製品を出している企業も、その製品がわずかでも効果を発揮することで何とか患者を助けたいとの思いがあるかもしれない。だが、どんな治療や製品を患者に提供すべきかについては、科学的な検証によって判断することが重要だ。

　科学的根拠のある治療薬と現代版のミイラ粉末のような治療は、たとえ後者がプラセボ効果を利用した善意によるものでも、明確に区別する必要がある。例を一つ挙げよう。何年か前、私はある患者団体の地域組織の会合に出席した。参加者はこの団体で積極的に活動している人たちで、慢性痛に苦しんでいた。慢性痛を抱える多くの人は、効果的な治療法がないため、その痛みと共存することを学んでいる。慢性痛の最新研究にフォーカスしたこの会合では、磁気インソールなど磁気治療製品を販売する企業の製品展示もあった。どの製品も、確実に痛みの軽減効果があるとうたっており、高価なものばかりだった。

この会合では、企業にピーアールをする時間が与えられ、彼らは自社の製品には十分に効果があると強調していた。私はセールス担当者の根拠のない宣伝文句を聞きながら、湧き上がってくる不快感を抑えることができなかった。会場の一番後ろに座っていた私は、マントラのように、「科学的データを示してくれれば、信用します」と唱え続けていた。言い換えれば「その製品のプラセボ対照試験をして効果を立証してください」となる。

私はいまだに、その企業を会合に招いたのは間違いだと思っている。だが、患者団体の研究への高い関心と磁気製品の売り込みという取り合わせは、大変重要な事実を示してくれた。痛みに苦しむ人は、治療法が医学的に正しいかどうかにはそれほど興味がない。重要なのは、それを使って痛みから解放されることであり、プラセボかどうかは関係ない。このジレンマは、真剣に受け止めなければならない。

宝くじとピンク色の服

私たちは二つの側面から考慮する必要がある。一つは、さまざまな医療機関や企業が提供する治療法が、科学的根拠に基づくものであること、つまり十分にデザインされた臨床試験によって裏づけが取れていることを医療提供者が保証し、責任を負わなければならない。その一方で、エビデンスや統計ばかり重視するのではなく、患者個人の視点に立つことも重要だ。彼らは、ある治療法が自分のケースには効くかもしれないという希望を持っている。

医学研究は絶対的な真実を提供するものではなく、ある治療法が大勢の異なる患者にどう作用するのかをまとめたにすぎない。どの患者も、自分が平均値の人間であるとは思っていない。むしろ、治療効果が個人によって効果がどう異なるかを示した分布図の点の一つであると思う人のほうが多い。個人差が大きく、他の患者の結果がどうであれ、分布図の右上にある点のように、治療が効果的だった人も当然いるはずだ。

何らかの結論を下したりアドバイスをしたりするうえで、統計は重要だ。しかし、病気の助けを求めているときには、自分は大きな分布図の中の平均値ではなく、多くの人とは違うところに存在する点として捉える傾向がある。だからこそ、痛みを軽減するため磁気マットレスを購入することが合理的と考えるのだろう。症状が改善した人が誰かしらいると思うからである。

宝くじを買ったことがあれば、その気持ちが分かるだろう。大金が当たる可能性が極めて低いことは、誰でも知っている。もし、その宝くじが薬だったらどうだろうか。うたわれている効果を実際に得られる人があまりに少ないので、医薬品庁からの認可は下りないだろう。とはいえ、1等賞は誰かに当たるはずだ。運が良ければ自分かもしれない。このケースでは、大きな期待はしていない(チャンスはほとんどないということは知っている)が、それでも期待は捨てきれない(誰かに1等賞は当たるはず)というパラドックスを表している。

プラセボで治療される可能性が5割の研究に参加した患者は、このような個人の視点から「自分の病状に効果的な治療法を見つけたい」という希望を語ってくれた。また、頻繁におなかの痛みをもたらす過敏性腸症候群(IBS)の患者インタビューでは、「どんなことでも試したい」との声が聞かれた。慢性疾患に苦しむ人々は、薬の効果が十分に得られていない。プラセボを投与されるリスクについてある慢性疾患患者は次のように述べた。

「この状態になると『何でもやってやる』と思えるくらい絶望的な境地になるんで

す。『毎日ピンクの服を着れば回復する』と言われたら、私は迷わずピンクの服を着ます。『塩水を飲めば良くなる』と言われたらそうする。効果があってほしいですから。仮に効果がなくても、前向きに努力したわけですから無駄ではありません」(注88)

研究から医療へ

期待効果が私たちの健康に重要な役割を果たし、一部の治療法に影響を与えることが判明していることから、この知識を活用し、最善のケアを提供することが強く求められるようになった。2018年には世界のプラセボ研究者が集まり、医療現場でプラセボを使用するための原則の作成を検討し、ユニークな文書が発表された。(注89)

プラセボ研究者に対して一部の人々が抱いていた印象とは逆に、この専門家たちの特徴は、プラセボの使用を制限しようとする姿勢だった。私もそのメンバーだったが、プラセボ効果を期待して患者をだましてはならないことに全員が合意した。プラセボ効果を利用するなら、本物の治療にプラセボ効果を促進する要素を加えるか、本物の治療からノセボ効果の要素を減らすために活用すべきだ。

特に重要な点として、「患者への情報提供」「医師と患者の関係」「オープン・プラセボ」の3点が強調された。それぞれのポイントを説明しよう。

患者への情報提供

ノセボ効果についての研究によると、副作用に関する情報は、実際に発現する副作用の度合いに影響を与えることが分かっている。一般的に、副作用は治療にマイナスの影響を及ぼす。薬の副作用による身体的な症状に加えて、発現を理由に処方に従わなくなったり、服用をやめたくなったりすることがある。

もちろん、副作用に関する情報提供をしないのは論外だ。患者は治療で起こり得るすべてのリスクについて、説明を受ける権利がある。だが、医療従事者が情報を提供するやり方はさまざまであり、伝え方によって結果が異なる可能性がある。この現象はフレーミングと呼ばれ、同じメッセージでもフレーミングのやり方によって効果が変わることを意味する。

ノセボ効果に関して言えば、「この薬を服用する20％の人に副作用が出る」と説明される場合と「この薬を服用する80％の人には副作用が出ない」と言われる場合で違いが出てくる。ほとんどの場合、「80％の人には副作用が出ない」というポジティブなフレーミングのほうが良い結果につながる。

つまり、倫理指針に反することなく望ましい結果を強調し、良好な治療結果が得られる確率を高める方法があるということだ。医師などの医療従事者には、副作用に関する情報を伝える倫理的責任があるが、それと同じように、ノセボ効果をなるべく生じさせないようにする倫理的責任もあると見なすこともできる。医療に携わる者がこれを怠れば、患者は無駄に苦しむことになり、成功する見込みの高い治療が実施されなくなるおそれがある。

治療結果に影響を与えるもう一つの方法は、プラセボ効果が増加する確率を高めることだ。前述のように、治療自体を患者に認識しやすくするかどうかによって治療結果は変わる可能性がある。薬剤が体内に入っていくところを見せる「オープンな治療」のほうが、プラセボ効果が働く確率が高くなる。逆に、「クローズドな治療」の場合は、薬の有効成分との相互作用によってより大きな治療効果を発揮する可能性のある期待効果の恩恵を患者は享受できない。だからこそ薬を処方する側は、患者に薬が投与されることを認識してもらい、治療によって起こり得る効果について必ず説明すべきだ。医薬品を使用する場合は、クローズドよりオープンに投与するほうが望ましい。また、起こり得る副作用について説明するのと同じように、治療がもたらす可能性のある良い結果について説明することも重要だ。

何のための薬なのか、どんな効果が期待できるのかを知らずに薬を飲んでいる人は驚くほど多い。医師などの医療従事者が、治療においてのプラセボ効果はわずかだと思っていたとしても、治療がもたらす可能性について患者に明確に説明することには価値がある。患者自身がこうした情報を理解できない場合、患者の身近な人に説明することが重要だ。前述のように、期待効果は「代理プラセボ」でも生じるからだ。

では、家族や医療従事者が、治療効果を高めるために、治療のポジティブな効果を宣伝する「営業担当者」になるべきなのだろうか。現在分かっていることから言えば、その答えは「ノー」だ。治療の効果を大げさに語るべきではない。それは倫理的に正当化できないうえ、長期的に見て効果的ではないだろう。期待感が大きいほうが、プラセボ効果も大きくなる可能性を示す研究は確かに多数あるが、期待感を最大限に高められるわけではない。前にも述べたが、これは「期待のパラドックス」と呼ばれるもので、「期待はある程度まではプラスに働くが、大きすぎると信ぴょう性がなくなり、効果が横ばいになってしまう」ことを意味する。予測符号化の概念で言うと、極端な期待感を抱くと感覚的な情報の調整ができなくなる。

例えば、鍼を打てば無痛分娩ができると、非常に大きな期待を抱く女性がいるとしよう。鍼治療に抱く期待と分娩による極端に強い痛みとのギャップがあまりに大きいため、結果的に痛みはまったく軽減されなかった。効果への過大な期待は、医療全体への信頼を損なうことにもつながる。そうなると、治療においてプラセボの要素となり得るさまざまなものも失われてしまう。

最も効果的なのは、患者が自分の受けている治療をよく理解していて、その治療によって生じるポジティブな効果を認識している場合だ。つまり、合理的な範囲内で希望に満ちたイメージを持つことだ。プラセボ対照試験への参加を決めたある患者に、何を期待しているのか尋ねたところ、次の答えが返ってきた。

「何も期待していません。役に立てればそれでいい」

希望とは、ある程度の不確実性を伴う期待であり、つまるところ、その不確実性こそがプラセボ効果を発現させる要因かもしれない。というのも、期待と結果が常に完全一致するのであれば、プラセボ効果が生み出されることはないからだ。プラセボ効果は、私たちが感じていることが信じていることと一致するように調整されるときに生じる。

医師と患者の関係

プラセボ効果に影響を及ぼす可能性のあるあらゆる要素の中で、医師などの医療従事者と患者の関係は間違いなく非常に重要だ。ＩＢＳの患者を対象としたある大規模研究では、全員にプラセボの鍼治療を受けてもらい、鍼灸師が中立的に対応する群とポジティブに対応する群の二つに無作為に振り分けられた。

鍼灸師は、一方の群の患者に対しては感情を表に出さずに接し、もう一方の群には患者が自分の気持ちを分かってもらえたと感じられるように温かく共感を示しながら接する訓練を受けていた。また、鍼灸師が台本通りに患者に対応していることを確認するため、治療の様子はすべて録画された。その結果、鍼灸師が中立的な態度で対応するより、共感的な態度で接したほうが、患者の治療効果が高かった（両群とも、患者が受けたのは偽の鍼治療だったことを忘れないでほしい）。このことから、プラセボ効果の背後にあるプロセスは、治療に当たる医師や医療従事者が患者にどう接するかに影響を受ける可能性が高い。

ただし、人間関係の難しいところは、他人にどのように接するのがベストなのかを教えてくれるマニュアルが存在せず、仮にあったとしても、他者との関係性は一つひとつ違うのでそれに合わせて調整する必要があることだ。プラセボ鍼治療に関する研究でも、温かく共感的な患者対応は総じて効果的だったが、鍼灸師ごとに見ると効果の差が大きく、患者一人ひとりに合わせることの重要性が浮き彫りになった。私は、この個人差について初めて知ったとき、強く興味をかき立てられた。

この研究は『ブリティッシュ・メディカル・ジャーナル』に掲載され、優れた研究として大きな注目を浴び興味深い知識を提供してくれたが、最も素晴らしかったのは、鍼灸師の個人差による治療効果の違いを示したことだと思う。鍼灸師には、マニュアルに基づいて中立的または共感的な態度で患者に接してもらうようにしていたが、一部の鍼灸師の中立的な対応での治療は、別の鍼灸師の共感的な対応による治療を上回るほど、全体的に効果が高かった。

当初は、良い治療結果を出した鍼灸師はマニュアルにあまり従わず、中立的な態度を示すべきところで多少の共感を示していたのではないかと考えられていた。しかし、ビデオ録画で施術の様子を確認したがそうした痕跡はなく、総合的に最も良い治療結果を出した鍼灸師でさえ、マニュアルの指示通りに患者に対応し、中立的な態度を崩さずにいた。なぜ違いが生じたのかを説明しようと彼らの行動を詳細に確認したが、ビデオ映像からは何も見つからず、疑問への答えは出ないままだった。

医療従事者の個性が患者の治療結果にどんな影響を及ぼすかについて、医療の世界ではあまり語られることがない。このテーマに関する知識が不足している理由の一つは、測定するのが困難であることに加え、物議をかもすからでもある。このテーマに関する研究が進むと、優れた医師やその他の医療従事者になるための適性を、誰もが持っているわけではないことが示される可能性がある。同じ教育を受け、同じマニュアルに従っても、医療従事者によって能力に大きな差があることは事実だ。そのため、提供される医療やケアの質は、医療従事者ごとに異なる可能性がある。

ただし、その理由はまだ解明されていない。

医療従事者個人の能力の重要性を示す例はほかにもたくさんある。うつ病のさまざまな治療法を調べたある研究では、治療結果の差は本物あるいはプラセボ薬のどちらを服用するかよりも、どの医師が治療に当たったかによって生じていると判明した。(注90)同じように、医師と患者の関係によって治療成績が大きく異なることを示す研究は多数ある。

現在、患者と良好な関係を築くうえで、医療従事者に必要な特性を明らかにするための研究が進められている。こうした研究により、個人差があまり気にならなくなるレベルになるように医学教育が改善されることが期待されている。これらの研究においても、医療従事者を中立的または共感的な態度のいずれかで患者に応対できるように訓練し、共感と積極的な傾聴(アクティブリスニング)がより良い治療結果につながるかどうかを検証している。

研究は、喘息や線維筋痛症から糖尿病やがんに至るまで、あらゆる疾患の患者を対象に実施された。積極的な傾聴の効果は大小さまざまで、病気の特性による違いもあった。また、従来は、医療従事者による共感や患者に自信を与えることは常に好結果を生むという一方的な見方があったが、今では治療状況によってきめ細かく対応を変える必要があるという見解も出てきている。

深刻な病気から抜け出す確かな道筋を探し求める患者にとって、医療従事者からのあまりにも温かく共感的な言葉は不快に受け取られる場合もある。また、心理療法や鍼治療など密接な接触を伴う治療では、施術者と患者の関係がより重要だという説もある。しかし、医師と患者の交流がそれほど多くない薬物療法でも、担当する医師によって効果に差があることが研究で明らかになっている。

私は以前から、医療従事者の期待効果を引き出す能力に個人差があることに興味を引かれている。ＩＢＳ患者に偽の鍼治療を施した研究では、プラセボ反応を引き出す鍼灸師の能力に明らかな差が見られたが、前述のようにその理由は録画映像では説明できなかった。

このテーマを深く掘り下げるため、私はｆＭＲＩを使って、患者にプラセボ治療をする医師の脳の活動を測定する実験をした。(注91) プラセボ治療を受けている患者の脳の活動を調べた研究はそれまでにもいくつかあったが、コインの裏側に目を向けた者はおらず、治療側である医師の脳の活動に関する研究はこれまで実施されてこなかった。

私たちはまず、患者が痛がっている様子を医師が見たとき、脳内の痛みを認識する領域が活性化されるかどうかを調べた。類似の研究としては、恋愛関係にある人がパートナーの痛がっている様子を見たとき、脳で何が起きているのかを調べたものがある。(注92)私たちの研究と同じように、恋人の一方がfMRIに入り、もう一人は隣の椅子に座って痛みの刺激を受けてもらう。その様子をfMRIの中にいるパートナーが見たとき、脳内の痛みを認識する領域が活性化されることが判明した。2人の関係性の強さが「痛み体験の反映《ミラーリング》」の原因と考えられる。

しかし、医師の場合、患者との関係性はそこまで強くない。私たちの実験では、医師は検査前に20分程度、患者に簡単な診察をしただけだった。患者の痛み体験が医師に反映されるために、この短い時間の接触で十分なのか。結果はどうだったのだろうか。

恋人の実験と同じように、患者が痛みを感じている様子を見たとき、医師の脳内では痛みを認識する領域が活性化された。その後、プラセボの治療機器［ニセの治療機器］を使って患者の痛みを和らげると、プラセボ効果で痛みの軽減を体験した人と同じ脳の領域が活性化された。前述した、痛みの軽減を期待するときに活性化される前頭葉の側面、こめかみの裏あたりの部分である。

つまり、患者の痛み治療に携わる医師は、痛み軽減の期待を生み出す自分の脳の領域を活性化させることによって、患者の体験を自身に反映させる。また、医師の脳の報酬系も大きな影響を受ける。患者の痛みを軽減できたことに対する満足度が高ければ高いほど、脳の中心部の奥深くにある報酬系が活性化されていたのだ。

私たちの研究では、医師の脳が患者の体験を反映することが治療の効果にどんな影響を及ぼすかまでは調べられなかった。もし、それが分かれば、医師・患者関係に大きなばらつきがある理由の一部を解明できるかもしれない。ミラーニューロン［鏡を見るかのように、他者の行動を見て、自分が同じ行動をとっているかのように反応をする脳内の神経細胞］の働きが活発な医療従事者のほうが、録画映像の分析では認識できない本能に訴える方法で患者に信頼感を与えているのだろうか。さらに、報酬系はどう働いているのか。脳のドーパミン神経から大きな報酬を得ている医師のほうが、患者と良い関係を築く能力も優れているのだろうか。

現在、患者と医療従事者の両者の脳を同時にスキャンする研究が進められている。

その目的は、医師・患者関係の仕組みをより深く理解し、その知識を用いてより効果的な治療を実現することだ。初期の結果からは、医療従事者が患者の表情などを自身の脳の中に反映させることにより、両者の社会脳［表情や他人の動きなど社会的知覚や認知を引き起こす領域］が活性化され、痛みの軽減の前提条件が整うことが初めて分かった。(注93)

要するに、患者と医師・医療従事者の関係はさまざまな面で重要だ。プラセボ的なメカニズムで良い治療結果をもたらすことに加え、患者と医療従事者が良い関係にあれば、患者は積極的に受診し、自分の症状を正直に語り、医師の指示に従うなど数多くの恩恵がある。

信頼関係から得られるメリットの大きさを考えると、そのために必要なリソースは驚くほどわずかで済む。第2章で紹介したスウェーデンの医療サービスにおける大規模調査では、良好な関係づくりが社会経済的効果を生み出すことを実証している。調査に参加したのは長期の休職を経験した5802人で、医療機関の受診経験に関する質問に答えた。

自分が受けた医療サービスをポジティブに感じ、自身が尊重されていたと思う人は、休職後の職場復帰がスムーズだった。一方、医療サービスでネガティブな経験をし、侮辱されていたとさえ感じた人は職場復帰がなかなかできなかった。つまり、医療サービスにポジティブな印象を持てるかどうかは、治療の付加的な事柄ではなく、放置しておく問題ではないということだ。私たちは、それに取り組まなければならない。

オープン・プラセボ

私自身、期待効果をよく経験するのかと聞かれることが多いのだが、質問には（ややためらいながら）「はい」と答える。その理由の一つは、新しい研究により、プラセボを与えられていると分かっていてもプラセボ効果を経験できることが明らかになったからだ。従来は、プラセボ治療を受ける人が「自分は本物の治療を受けている」と心から信じていることが必須であると、当たり前のように考えられてきた。しかし近年、「オープン・プラセボ」と呼ばれている新しいタイプのプラセボがテストされている。

オープン・プラセボは、医療現場でのプラセボ使用禁止を回避する方法であり、プラセボを使うことを完全にオープンにして患者を治療することを指す。誰もだまさないので、オープン・プラセボの使用は許されている。それで効果があるわけがないと思われるかもしれない。しかし、今の時点でその理由は解明されていないが、オープン・プラセボは患者の症状を改善させることがある。

これまで、うつ病、ADHD、腰痛、IBSなどの患者を対象にオープン・プラセボの実験が実施され、良好な結果が出ている。このアイデアは、過去の研究で確認できたプラセボ効果のメリットを医療現場で使えるようにする試みであると同時に、プラセボ効果の仕組みに対する従来の考え方への興味深い挑戦でもあった。

オープン・プラセボが効果を発揮するメカニズムについてはまだ分かっていないが、いくつかの仮説はある。その一つは、薬の投与時に、同じ病気の患者が以前の投薬実験でもプラセボ反応を示したことを強調して、薬効のポジティブな情報を患者に伝えることだ。これはすでに述べた「説明による学習」の例だ。こうした情報提供は、オープン・プラセボに対する不信感を払拭し、患者を変化に対して前向きにさせることができる。

また、慢性疾患に苦しみこれまでさまざまな治療法を試したが満足のいく結果を得られなかった患者に、オープン・プラセボを使うことで症状が改善するのではないかという希望を与えられるかもしれない。患者側は藁《わら》にもすがる思いなので、失うものは何もない。こうした場合なら、オープン・プラセボがばかげたアイデアに思われようと関係ない。前述のように、慢性疾患の患者の思いは、「何も期待していません。役に立てればそれでいい」だからだ。

しかし、「説明による学習」がメカニズムのすべてではない。オープン・プラセボの実験では、被験者は、最初に同じポジティブな情報を受け取った後、オープン・プラセボの治療を受ける群（プラセボ対照群）と通常の治療を続ける群（対照群）の二つに無作為に振り分けられた。合理的に考えれば、すべての被験者が同じ説明を受けているので全員が同じ影響を受けるはずだが、結果はそうならなかった。

オープン・プラセボは条件づけによって、より効果を発揮するという説がある。パブロフの犬と同じように、人間も学習した行動の習慣から強く影響を受け、特に、身体機能や病気の症状の感じ方についてはその傾向が強い。例えば、オープン・プラセボが効果を発揮するのは、人は薬を飲む行為の内部イメージを強く持っているからではないかという考え方もある。つまり、洗面所の棚を開けて、薬瓶を開け、コップの水で錠剤を飲み込むという一連の行動であり、その条件づけによって学習した身体の自動的な反応として、症状が軽くなるのではないかという見方だ。また、現在では、プラセボ効果が無意識のプロセスによって活性化する例が確認されており、このことは、オープン・プラセボが無意識レベルで作用している可能性を示唆している。

オープン・プラセボを理解する一つの方法は、「薬瓶に入った希望」と見ることではないだろうか。薬瓶を開けて薬を飲むたびに、医師などの医療従事者に言われた言葉や行間から伝わってきた希望を思い出す。つまり、薬は、プラセボ効果を生み出す心理的プロセスを活性化させるリマインダーになる。

薬の臨床試験に参加すれば、オープン・プラセボかどうかに関係なく、毎日行う小さな儀式（つまり薬を飲み、症状についての質問に答えること）が引き金になり、治療によって症状が改善する可能性を思い出すかもしれない。もしかしたら、試験開始時に薬を渡してくれた頼りがいのある医師の姿が思い浮かぶこともあるだろう。プラセボ薬を飲むたびに、誰かが自分の病状を気にかけ、自分の健康状態を入念にフォローしてくれているというポジティブな気持ちがよみがえってくる。こうして毎日、儀式を行う（ほかの方法では難しいかもしれない）ことによって、ポジティブなイメージを維持し続けることができる。それは、無意識のレベルでも起きているかもしれない。

10 未来に向けて

最後に、私が特に重要と考える点をいくつか取り上げたい。まず、期待効果というのはそれほど不思議なものではない。私たちは多かれ少なかれ、期待によって感覚的な印象が形成されるようにプログラムされている。私たちの脳は占い師のように、次に何が起こるかを常に予測し、自分の周囲の状況を素早く理解できるように情報を補っている。

したがって、プラセボ効果とは、だまされやすいことではない。脳にとっては、生存を可能にする環境をつくり出すための効果的な方法だ。自分には免疫があり、決してだまされないと思っている人は、自宅で独自のブラインドテストをして、自らの能力を試してみるといいだろう。薬のラベルやパッケージなどの手がかりがなければ、自分の感覚に簡単にだまされてしまうだろう。

期待効果には限界がある。期待は病状を改善させることがあるが、プラセボ効果で深刻な病気を治すことはできない。精神・神経疾患など、症状の大部分が脳のプロセスによって大きな影響を受ける病気は、プラセボ治療が効く可能性はある。しかし、病気の根本的な原因に影響を及ぼすことはできないだろう。

また、症状が自然に改善したにもかかわらず、治療による効果だと思い込んでしまうリスクもある。逆に、治療とは関係なく自然に生じた症状を、治療の副作用だと思い込んでしまうこともある。新型コロナウイルスのワクチン接種においてメディアは、副反応を恐れていることが接種への意欲を低下させていると報じた。メディアからの情報や医薬品庁が提供している情報を補完するため、ノセボ効果のような現象があることや、自然な健康変化をワクチン接種などの外的要因に結びつけがちであることなど、事実に基づく情報を伝えることが重要だ。プラセボ研究から得られる知見は、ワクチン接種に関して発信される情報を人々が自ら理解し評価する際、役に立つ形で提供できれば、実用的な知識になり得る。

もう一つ強調すべきは、医師（医療従事者）と患者の関係性である。期待効果に関する既存の研究において、どんな医師や医療従事者と出会えるかが特に重要と言える。医薬品の違いによる治療成績の差については多くの研究があるが、出会う医療従事者の違いによる差についてはほとんど研究されていない。その理由の一つは、人との出会いを実験に取り入れて検証することが非常に難しいためだ。また、性格、表情、声のトーン、視線など、実験中にコントロールしなければならない要素があまりにも多すぎる。さらに、どんな出会いが効果的かを見つけることへの経済的なインセンティブもないだろう。

しかし、医師と患者の関係性の重要要素を、客観的で測定可能な変数に分解する研究は着実に進んでいる。医師・患者関係の最新研究では、治療中の両者の脳活動を同時に測定することに成功した。将来に向けた目的(希望でもある)は、医師と患者の相互作用がプラセボ効果にプラスに働くかどうかを判断する客観的指標を見つけることだ。そうすれば、薬の有効成分を超えた部分の「特定されていない要素」を理解するためのパズルのピースを提供できるかもしれない。

心理療法においては、以前から心理療法士と患者間の協力関係の大切さが認識されていたが、身体の診療においては、このテーマはそれほど重視されてこなかった。

だが、自分や身近な人が医療機関でネガティブな経験をした場合、多くの人が関心を持つ。

最近、私がストックホルム〜マルメ［スウェーデン最南部の都市］間の列車に乗ったとき、車内がとても静かだったので、2人の乗務員の会話が聞こえてきた。一人の女性乗務員が、自分はエネルギー療法士として働いており、それは代替療法の一種だと話していた。相手はちょっと驚き、エネルギー療法とは何かと尋ね、私は興味津々でその答えに耳を傾けた。エネルギー療法士の乗務員によれば、現在の医療はすべての不調や病気を医学的な理論で説明することに固執しすぎているため不十分だという。彼女は現代の医学がまだ理解していない、病気を治すエネルギーがあり、それを使って依頼人を治療していると述べた。

この会話は、ペテンや陰謀論に発展しかねないと私は勝手に推測した。だが、彼女がエネルギー療法に関心を持ったのは、病気や治癒には説明できない部分があることに気づいたからであり、人間の中にある不可解な面と向き合い、医学で足りない部分を埋める別の手法を探していたと話した。

この会話は自分にも興味があることだったので、科学的な見地からもっと話を聞いてみたいと思った。相手が「エネルギーとは何か説明することができるのか」と質問すると、彼女は「それは愛のようなものだ」と答えた。なぜ人を好きになるのかを説明できる科学的理論はないが、愛の力は存在し、私たちに非常に大きな影響を与える。エネルギーとはまさにそういうもので、それを信じ、変化を受け入れることで、エネルギーはより良い健康状態に導いてくれる、と彼女は主張した。

その後、2人の会話は続いたが、人間全体を理解することに関して現代の医学は四角四面すぎて不十分だという見方が一般的であることに私は考えさせられた。医療に携わる人間は私も含め、患者との間に良好な協力関係を築くことを過小評価し、簡単に測定できる結果に焦点を当てすぎてきた。だが、患者は医師がきちんと話を聞いてくれないため受診をためらい、治療開始が遅れれば遅れるほど良好な結果を得ることが難しくなる。その間隙を突いて、希望や信じる気持ち、プラセボ効果などを利用して、人々の気分を良くする方法を身につけたエネルギー療法士なるものが出現したのだろう。

本書で取り上げたのは、期待効果やプラセボに関わる興味深いトピックのごく一部にすぎない。今後、面白くてエキサイティングな結果や知見が得られそうな未開拓のテーマがいくつもある。例えば、認知症患者に生じるプラセボ効果や認知機能改善薬の使用におけるプラセボなどだ。

スウェーデンではオープン・プラセボ（ある治療法がプラセボであることを患者が知っている）の医療現場での使用に関して議論が行われる可能性が高い。この治療法は現在、世界中の大学でさまざまな健康問題に対して試験的に運用されており、スウェーデンで実用化されるのは時間の問題だろう。

私の将来ビジョンは、健康増進の方法を議論する際に、本物の医薬品とプラセボという従来の区別をなくしていくことだ。その理由は、両者はある程度重なり合い、体内の同じ治癒プロセスを活性化させるからである。これまでは、両者はまったく別物であり、本物の薬やプラセボによって得られるポジティブな治療反応はそれぞれ異なった方法で生じる、あるいは、プラセボ効果は代替医療にしか存在しないと考えられてきた。

今日、私たちには期待効果について十分な知識があり、本物の治療とプラセボはかなりの範囲で相互作用することを確認している。期待とプラセボに関する研究が、「第三の方法」に相当する医療に貢献することを願っている。

それは、治療にまつわるすべての「特定されていない要素」をより真剣に受け止め、「本物の治療かプラセボか」と考えるのではなく、有効な治療とプラセボとの相乗効果をいかに生み出すかを学ぶことを意味する。こうして現在の治療法からさらに高い効果を生み出せれば、病気の治療成績がさらに向上し、人々をより健康に導くことができる。

原注 NOTER

1 ジェフリー・チョーサーは『カンタベリー物語』の中でこうした葬儀について述べている。プラセボという言葉の歴史的な説明については、以下を参照: Kerr et al. "William Cullen and a missing mind-body link in the early history of placebos", Journal of the Royal Society of Medicine, 2008, 101, 2, page(s): 89–92.

2 プラセボという言葉は1785年版『新医学大辞典』で初めて登場する。1775年版にはないので、この言葉が西洋医学で使われ始めた時期は、1775年から1785年の間に絞られる。

3 メスメルにちなんで、動物磁気の同義語の英語メスメリズム(mesmerism)という言葉も生み出された。

4 当時のスウェーデンにおける動物磁気の状況については、以下を参照。Karin Johannisson: Magnetisörernas tid: den animala magnetismen i Sverige. Stockholm, 1974. Almqvist & Wiksell.

5 Kaptchuk et al., "Placebo controls, exorcisms, and the devil", Lancet, 2009, 374(9697):1234-5.

6 改革派プロテスタントであるユグノーにちなみユグノー戦争とも言う。

7 マルト・ボシエに関する記述は、フランスの侍医ミシェル・マレスコの書いた以下の文章で確認できる: den franske livläkaren Michel Marescot Discours véritable sur le faict de Marthe Brossier de Romorantin, prétendue démonique. Paris: Mamert Patisson, 1599.

8 プラセボという言葉が第二次世界大戦後、どのように使われるようになったかは、以下を参照: The Powerful Placebo: From Ancient Priest to Modern Physician av Arthur och Elaine Shapiro, kapitlet "The Semantics of the Placebo", s. 29–30.

9 これらの会議は「コーネル・コンフェレンス・オン・セラピー」と呼ばれ、当初10年の会議の概要は、以下を参照: The Cornell Conferences on Therapy, Harry Gold et al. New York: MacMilliam Company, 1946.

10 現代的な痛みの捉え方の好例は、ビーチャーの以下の論文にも見られる: "Pain in Men Wounded in Battle", Annals of Surgery, 1946, 123: 96–105.

11 アドルフ・ビンゲルは、患者を本物の治療とプラセボ治療に無作為に振り分けた研究で、馬由来の抗ジフテリア血清と普通の血清の効果を比較した。以下の論文にその観察内容が記述されている: "Über Behandlung der Diphtherie mit gewöhnlichem Pferdeserum" [On the treatment of diphtheria with normal horse serum]. Deutsches Archiv für Klinische Medizin, 1918, 125:284–332.

12 1932年に出版されたポール・マルティーニの著書では、無作為化、プラセボコントロールなどの方法の導入によって、医学研究の質を強化すべきとの主張がある。これらの方法が、医学や薬学研究で一般的になるかなり前のことだ: Methodenlehre der therapeutischen Untersuchung. Springer: Berlin.

13 治療に対する担当医の期待が患者の痛みに影響を及ぼす例としては、リチャード・グレースリーらによる、歯科医が鎮痛効果に関して患者に異なる情報を与えた以下の研究がある: Gracely et al., "Clinicians' expectations influence placebo analgesia", The Lancet, 1985, 325, 8419, sid 43.

14 1955年にJAMA誌で発表されたヘンリー・ビーチャーの論文。

15 ビーチャーの論文「倫理と臨床研究」は1966年ニューイングランド・ジャーナル・オブ・メディスンに掲載された。

16 この数字は、スウェーデン医療製品庁の2017年、2018年、2019年の年次報告書に基づく。以下のサイトを参照: läkemedelsverket.se.

17 この研究は2011年に発表された。以下を参照: "Respectful encounters and return to work: empirical study of long-term sick-listed patients' experiences of Swedish healthcare"; Lynöe et al, BMJ Open, 1;1(2):e000246.

18 ニューヨーク・タイムズの記事(2004年2月27日): "For Exercise in New York Futility, Push Button", publicerad den 27:e februari 2004.

19 CNNの記事(オンライン、2018年9月3日): "Illusion of control: Why the world is full of buttons that don't work", publicerad online den 3 september 2018.

20 2007年に発表されたこの研究は、以下で全文を読むことができる: Alia J. Crum & Ellen J. Langer, "Mind-Set Matters – Exercise and the Placebo Effect", Psychological Science, 8 (2), 2007: 165–171.

21 ここで留意すべきは、すべてのスポーツ研究が、活性物質かプラセボを投与する群と、何もしない群を比較しているわけではなく、プラセボ群のパフォーマンス向上に何が寄与しているかを解釈するのが難しいことだ。実際、注目されることや時間の経過で改善することもよくあり、これは何もしない群でも起こり得る。しかし、プラセボ群と何もしない群を比較した研究もあり、その場合にはやはり期待効果はあるようだ。

22 以下を参照: Beedie et al., "Placebo Effects of Caffeine on Cycling Performance", Medicine & Science in Sports & Exercise. 38(12):2159–2164, Dec. 2006.

23 この研究は2007年にベネデッティらが発表した。以下を参照: Studien genomfördes av Benedetti, Pollo & Colloca 2007 och hade titeln: "Opioid-Mediated Placebo Responses Boost Pain Endurance and Physical Performance: Is It Doping in Sport Competitions?", Journal of Neuroscience, 2007, 27 (44) 11934–11939.

24 以下を参照: Beedie, C.J., "Placebo Effects in Competitive Sport:

Qualitative Data", Journal of Sports Science and Medicine, 2007, 06, 21-28.

25 2016年8月8日付のニューヨーク・タイムズに、2016年のオリンピックにおけるカッピングの話題をまとめた記事が掲載された。記事のタイトルは以下の通り: "What Are the Purple Dots on Michael Phelps? Cupping Has an Olympic Moment".

26 NFL選手のオバフェミ・アヤンバデホが2005年12月にこう発言した。ライフウェーブ社のウェブサイト(lifewave.com)によると、現在も同社のアンバサダーとして紹介されている。

27 例えば、中世の有力な神学者ジャン・ジェルソンは、偽の宗教体験と本物の宗教体験を見分けるというテーマで著作をいくつか発表している。以下を参照: Early Works, "On distinguishing true from false revelations", Mahwah (NJ): Paulist Press, 1998.

28 以下を参照: "Consensus statement on placebo effects in sports and exercise: The need for conceptual clarity, methodological rigour, and the elucidation of neurobiological mechanisms", European Journal of Sport Science, 2018, 18(10):1383-1389.

29 2014年までのすべてのプラセボ対照手術研究を対象にしたシステマティック・レビューについては、以下を参照: Wartolowska et al. "Use of placebo controls in the evaluation of surgery: systematic review", The BMJ, 2014, 348:g3253.

30 カルメスの研究は、2009年にニューイングランド・ジャーナル・オブ・メディシンに掲載された以下のものがある: Kallmes et al. "A Randomized Trial of Vertebroplasty for Osteoporotic Spinal Fractures", The New England Journal of Medicine, aug. 2009 6;361(6):569-79.

31 以下の著書を参照:Ian Harris: Surgery – The Ultimate Placebo. NewSouth Publishing: 2016.

32 この結果は2021年に以下の文献で発表された: Rosén et al. "Surgeons' Behaviors and Beliefs Regarding Placebo Effects in Surgery", Acta Orthopaedica; 92(5):507-512.

33 以下の資料を参照: Jonas et al. "To what extent are surgery and invasive procedures effective beyond a placebo response? A systematic review with meta-analysis of randomised, sham controlled trials", BMJ Open, 2015 Dec 11;5(12):e009655.

34 オランダ・ライデンで開催された国際プラセボ会議での講演より: Ted J. Kaptchuk: "Things Not Usually Said: Unorthodox Views About Placebo". SIPS Conference, Leiden 2017.

35 以下の文献を参照: The Illustrated History of Surgery, av Haeger, Gothenburg: Bell Publishing Company, 1990.
36 以下を参照: Herrnstein, "Placebo effect in the rat", Science 1962, 138: 677-678, または、Ader & Cohen: "Behaviourally conditioned immunosuppression", Psychosomat Med. 1975, 37: 333-340.
37 モルヒネ研究の完全リファレンス: Levine, J.D., Gordon, N.C., Fields, H.L. "The mechanism of placebo analgesia", Lancet 1978, 2(8091): 654-657.
38 ナロキソンは、オピオイド拮抗薬の一つで、オピオイド(ヘロインなど)を過剰摂取した場合にそれに起因する悪影響(呼吸抑制や意識レベルの低下など)から回復させるために使用できる。ナロキソンの救急キットは現在、薬物乱用問題を抱える人の近くで暮らす人のために開発されており、例えばヘロインの過剰摂取の際に緊急の薬として使用できるようになっている。
39 プラセボと体内の大麻様物質に関する2011年の研究についての文献。以下を参照: Benedetti et al. "Nonopioid placebo analgesia is mediated by CB1 cannabinoid receptors", Nature Medicine 2011, 17: 1228-30.
40 ワイン研究の参考文献: Schmidt et al. "How context alters value: The brain's valuation and affective regulation system link price cues to experienced taste pleasantness", Scientific Reports, 2017, 14;7(1):8098.
41 嗅覚に関する研究の参考文献: de Araujo et al., "Cognitive modulation of olfactory processing", Neuron 46, 671-679 (2005).
42 視覚と期待に関する研究の参考文献: Summerfield & de Lange, "Expectation in perceptual decision making: neural and computational mechanisms", Nature Reviews Neuro Science 15, 745-756 (2014).
43 クラムらが2011年に実施した研究の全文: Crum et al. "Mind over milkshakes: mindsets, not just nutrients, determine ghrelin response", Health Psychology. 2011 Jul, 30(4): 424-9.
44 「闘争・逃走反応」という言葉は、米国の生理学者ウォルター・ブラッドフォード・キャノンと関連づけられることが多い。背景については、以下の彼の著書を参照: Bodily changes in pain, hunger, fear, and rage. New York: Appleton-Century-Crofts.
45 Engel, G.E. "The need for a new medical model: a challenge for biomedicine", Science, 1977; 196(4286):129-36.
46 異なるタイプのプラセボ治療を比較した研究の参考文献: Kong J. et al. "Are all placebo effects equal? Placebo pills, sham acupuncture, cue conditioning and their association", PLoS One, 2013, 8(7):e67485.
47 セロトニン関連遺伝子とプラセボを検討した研究の参考文献: Furmark et al. "A

Link between Serotonin- Related Gene Polymorphisms, Amygdala Activity, and Placebo-Induced Relief from Social Anxiety", Journal of Neuroscience, 2008, 28(49):13066–74.

48 ドーパミン関連遺伝子とプラセボを検討した研究の参考文献: Hall et al. "Catechol-O-Methyltransferase val158met Polymorphism Predicts Placebo Effect in Irritable Bowel Syndrome", PLoS One, 2012, 7(10):e48135.

49 遺伝学とプラセボに関する理論については、以下を参照: Hall et al. "Genetics and the placebo effect: the placebome", Trends in Molecular Medicine, 2015 May, 21(5):285–94.

50 システマティック・レビューの全文。以下を参照: Hróbjartsson & Gøtzsche, "Placebo interventions for all clinical conditions." Cochrane Database of Systematic Reviews, 2010 Jan 20(1):CD003974.

51 以下を参照: Exton et al. "Pavlovian conditioning of immune function: Animal investigation and the challenge of human application", Behavioral Brain Research, 110 (2000), s. 129–141.

52 ラットの心臓手術に関する研究の詳細については以下を参照: Grochowicz et al. "Behavioral conditioning prolongs heart allograft survival in rats", Brain Behavior Immunology, 1991, 5(4):349–56.

53 2021年8月にロイター通信が報道。詳細は以下を参照: https://www.reuters.com/world/europe/suspected-saline-switchsparks-vaccine-stir-germany-2021-08-10/.

54 2020年12月に最も有名なワクチン研究の一つが発表された: Polack et al. "Safety and Efficacy of the BNT162b2 mRNA Covid-19 Vaccine", New England Journal of Medicine, 2020; 383:2603–2615.

55 研究の詳細については以下を参照: Colloca & Benedetti, "Placebo analgesia induced by social observational learning", Pain, 2009;144(1-2):28–34.

56 実験の詳細については以下を参照: Montgomery & Kirsch, "Classical conditioning and the placebo effect", Pain, 1997, 72(1–2):107–113.

57 以下を参照: Rao & Monroe, "The effect of price, brand name, and store name on buyers' perceptions of product quality", Journal of Marketing Research, 1989, 26(3):351–357.

58 以下を参照: Berns et al. "Neurobiological substrates of dread", Science, 2006, 312(5774):754–758.

59 以下を参照: Geuter et al. "Cortical and subcortical responses to high and low effective placebo treatments", Neuroimage, 2013, 15;67:227-36.

60 フィニアス・ゲージと彼のケガの解釈については以下を参照: Damasio et al., "The return of Phineas Gage: clues about the brain from the skull of a famous patient", 1994, Science ,264 (5162): 1102-1105.

61 詳細は以下を参照: Penfield & Bodrey, "Somatic motor and sensory representations in the cerebral cortex of man as studied by electrical stimulation", Brain, 1937, vol. 60, s. 389-443.

62 痛み止めにプラセボクリームを用いた研究の例: Wager et al., "Placebo-induced changes in fMRI in the anticipation and experience of pain", Science, 2004, 303(5661):1162-7.

63 2002年のPET研究への言及: Petrovic et al., "Placebo and Opioid Analgesia – Imaging a Shared Neuronal Network", Science, 2002, 295(5560):1737-40.

64 詳細はプラセボと脊髄の活動に関する原著論文を参照: Eippert et al., "Direct evidence for spinal cord involvement in placebo analgesia", Science, 2009; 326(5951):404.

65 ドーパミンとプラセボに関する例を参照: de la Fuente-Fernandez et al. "Expectation and dopamine release: mechanism of the placebo effect in Parkinson's disease", Science, 2001;293:1164-6.

66 プラセボ治療における痛み緩和の例を参照: Wager et al, "Placebo-Induced Changes in fMRI in the Anticipation and Experience of Pain", Science, 2004;303(5661):1162-7.

67 不安解消の例を参照: Petrovic et al., "Placebo in Emotional Processing – Induced Expectations of Anxiety Relief Activate a Generalized Modulatory Network", Neuron, 2005;46(6):957-69.

68 プラセボとドーパミンについて原注64を参照。

69 Benedetti et al., "Teaching neurons to respond to placebos", Journal of Physiology, 2016, 594(19):5647-60.

70 アポモルヒネはLドーパよりも強力で、パーキンソン病の症状に対してより素早く効果を発揮するため、より効率的な学習が可能だ。

71 詳細は以下を参照: Krummenacher et al., "Prefrontal cortex modulates placebo analgesia", Pain, 2010;148(3):368-74.

72 詳細は以下を参照: Colloca L. et al. "Overt versus covert treatment for pain, anxiety, and Parkinson's disease", Lancet Neurology, 2004 Nov;3(11):679-84.

73 詳細は以下を参照: Atlas et al. "Dissociable influences of opiates and expectations on pain", The Journal of Neuroscience. 2012;32 (23):8053-64.

74 詳細は以下を参照: Carlsson et al., "Fear and the amygdala: manipulation of awareness generates differential cerebral responses to phobic and fear-relevant (but nonfeared) stimuli", Emotion, 2004 Dec;4(4):340-53.

75 無意識のプラセボを調べた三つの研究の詳細は以下を参照: Jensen et al., "Nonconscious activation of placebo and nocebo pain responses", PNAS, 2012, 25;109(39):15959-64; Jensen et al., "Classical conditioning of analgesic and hyperalgesic pain responses without conscious awareness", PNAS, 2015, 23;112(25):7863-7.; Jensen et al., "A Neural Mechanism for Nonconscious Activation of Conditioned Placebo and Nocebo Responses", Cerebral Cortex, 2015, Oct; 25(10):3903-10.

76 以下を参照: Curie et al., "Placebo Responses in Genetically Determined Intellectual Disability: A Meta-Analysis", PLoS One, 2015, 10(7):e0133316.

77 詳細は以下を参照: Grelotti & Kaptchuk, "Placebo by proxy", The BMJ, 2011,343:d4345.

78 脳と予測符号化については、アンディ・クラークの著作を参照: Clark, "Whatever next? Predictive brains, situated agents, and the future of cognitive science", Behavioral and Brain Sciences, 2013;36(3):181-204.

79 マクサルトは一般名リザトリプタン安息香酸塩の商品名。スウェーデンでは1998年に片頭痛の治療薬として認可された。

80 研究者が実験などでプラセボ薬を使う場合、調剤薬局に頼んで、本物の薬とそっくりのプラセボ薬をつくってもらう。

81 スウェーデンでは、提供される医療が科学と実証された経験に基づき（患者安全法第6章第1節）、患者の自主性と人格の尊重に基づき（医療法第5章第1節、第3節）、患者の同意なしに提供してはならないこと（患者法第4章第2節）が基本となっている。また、患者が自らの意思でケアに同意するためには、情報が十分に提供されなければならない（患者法第3章）。

82 参考文献: 世界医師会 (World Medical Association, WMA),「ヘルシンキ宣言——人を対象とする医学研究のための倫理指針」を参照。WMAの最新版は、2013年10月の第64回年次総会のもの。

83 裁判の資料は米国議会図書館で閲覧可能、資料は米国ホロコースト記念館にもあり閲覧可能: "Trials of War Criminals before the Nuremberg Military Tribunals under Control Council Law No. 10".

84 Shuster, "Fifty Years Later: The Significance of the Nuremberg Code", New England Journal of Medicine, 1997, 337(20):1436-40.

85 詳細は以下の論文を参照: Howick et al., "Placebo use in the United kingdom: results from a national survey of primary care practitioners", PLoS One, 2013;8(3):e58247.

86 詳細は以下を参照: Tilburt et al., "Prescribing "placebo treatments": results of national survey of US internists and rheumatologists", The BMJ, 2008, 337:a1938.

87 ペーテル・オラウソン『行き止まり:的外れの科学(未邦訳)』ストックホルム 、2012年。

88 Jacobsen et al., "Maybe I made up the whole thing: placebos and patients' experiences in a randomized controlled trial", Culture, Medicine & Psychiatry, 2009, 33(3):382–411.

89 コンセンサス論文の参考文献: Evers et al., "Implications of Placebo and Nocebo Effects for Clinical Practice: Expert Consensus". Psychoteraphy and Psychosomatics, 2018 Jun 12:1–7. doi: 10.1159/000490354.

90 この研究の詳細は以下を参照: McKay et al., "Psychiatrist effects in the psychopharmacological treatment of depression", Journal of Affective Disorders, 2006, 92(2-3):287–90.

91 医師の脳に関する研究の参考文献: Jensen et al., "Sharing pain and relief: neural correlates of physicians during treatment of patients", Molecular Psychiatry, 2014, 19(3):392–8.

92 fMRIで痛みを受ける恋愛カップルの研究: Singer et al., "Empathy for pain involves the affective but not sensory components of pain", Science, 2004, 20;303(5661):1157–62.

93 Ellingsen et al., "Dynamic brain-to-brain concordance and behavioral mirroring as a mechanism of the patient-clinician interaction", Science Advances, 2020, 21;6(43):eabc1304.

○ 著者紹介

カリン・イエンセン

KARIN JENSEN

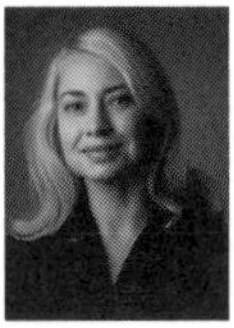

神経科学者、臨床心理学者。スウェーデン・カロリンスカ研究所准教授で、臨床神経科学部門(CNS)副部門長として学際的な研究グループを率いている。世界有数のプラセボ研究者の一人。ハーバード・メディカルスクールのプラセボ研究プログラムと緊密に連携しており、2016年から米国、ドイツ、英国、オランダ、スイス、デンマークの研究者とともに、学際的プラセボ研究のための国際学会の理事に選出されている。

Photo/Martin Stenmark

○ 訳者紹介

中村 冬美

FUYUMI NAKAMURA

東海大学北欧文学科卒業後、スウェーデンのヴェクシェー大学(現在のリンネ大学)北欧言語学科に留学。主な翻訳書に『わたしを置いていかないで』『おうしのアダムがおこりだすと』(金の星社)、『よるくまシュッカ』『よるくまシュッカ ミニ』(百万年書房)、『海馬を求めて潜水を』(みすず書房 羽根由と共訳)、『自己免疫疾患の謎』(青土社)、『地図の進化史』(青土社)などがある。

Hoppets anatomi :
om förväntanseffekter och placebo
(THE ANATOMY OF HOPE: ON THE PSYCHOLOGY OF PLACEBO)
by Karin Jensen

予測脳 Placebo Effect
最新科学が教える期待効果の力

2023年5月1日　第1版第1刷発行

著者	カリン・イエンセン
訳者	中村 冬美
翻訳協力	柚井 ウルリカ
発行者	中川 ヒロミ
発行	株式会社日経BP
発売	株式会社日経BPマーケティング 〒105-8308 東京都港区虎ノ門4-3-12 https://bookplus.nikkei.com
カバー・本文デザイン	小口 翔平＋須貝 美咲＋青山 風音（tobufune）
DTP・制作	河野 真次
編集担当	沖本 健二
印刷・製本	中央精版印刷株式会社

ISBN 978-4- 296-00148-4
Printed in Japan

本書籍に関するお問い合わせ、ご連絡は下記にて承ります。
https://nkbp.jp/booksQA